FELIX HUTT

Ein Mann, ein Jahr, kein Alkohol.

GOLDMANN

FELIX HUTT

Ein Mann,
ein Jahr,
kein Alkohol.

GOLDMANN

MIX
Papier | Fördert gute Waldnutzung
FSC® C014496

Penguin Random House Verlagsgruppe FSC® N001967

2. Auflage
Originalausgabe Dezember 2024

in der Penguin Random House Verlagsgruppe GmbH,
Neumarkter Str. 28, 81673 München
produktsicherheit@penguinrandomhouse.de
(Vorstehende Angaben sind zugleich Pflichtinformationen nach GPSR)

Redaktion: Doreen Fröhlich
Umschlag: Uno Werbeagentur, München
Umschlagfotos: Matthias Ziegler
Satz: Satzwerk Huber, Germering
Druck und Bindung: GGP Media GmbH, Pößneck
Printed in Germany
GS · CB
ISBN 978-3-442-18014-1

www.goldmann-verlag.de

Für meinen Vater

Actually we are better when we are sober,
but it is not as much fun.
So we get drunk.

Shane MacGowan, The Pogues

Inhalt

Kapitel 1

Charlie Sheen und der Anfang vom Ende

Ein paar Monate nachdem ich auf der Geburtstagsfeier für meine dreijährige Tochter an der Isar betrunken auf ein Weinglas gefallen war und den Rest der Party mit einer tiefen Schnittwunde in meiner linken Hand in der Notaufnahme im Krankenhaus verbracht hatte, traf ich noch einmal Charlie Sheen. Ich konnte nicht einfach in die Abstinenz verschwinden, ohne mich von ihm zu verabschieden. Charlie war mir über die Jahre ans Herz gewachsen, ein verlässlicher Freund geworden, der die richtigen Knöpfe drückte, so etwas wie mein perfekter Drink: Bourbon-Whiskey, Grapefruit- und Honigsirup, Blutorangensaft, geschüttelt und über zwei große, scharfkantige Eiswürfel gegossen. Ich trank den Sheen am liebsten hier, im Hey Luigi, einem meiner Stammlokale im Münchner Glockenbachviertel, wo er in einem eleganten Old-Fashioned-Glas serviert wurde. Eine leuchtend rote Schönheit, mein Charlie, da gab es keine zwei Meinungen.

Im Hintergrund schepperten die Smashing Pumpkins und Neil Young aus den Boxen. Auf dem Aufkleber über der Bar stand »Fuck AfD«. Eine Kneipe wie eine zweite Heimat – auf dein Wohl, Charlie! O Gott, wie würde ich diese sanften Anfänge eines Rausches vermissen. Das Herantrinken an die Aus-Taste, mit der ich meine Sorgen für ein paar Stunden abschaltete. Schluck für Schluck die Gedanken an meinen stressigen Alltag als Ehemann, Vater und Reporter, an den Druck, alles immer irgendwie unter einen Hut bringen zu müssen, hinter einem alkoholisierten Nebel versteckte. Charlie wirkte auf mich wie ein flüssiges Mental-Anästhetikum. Ihm gelang es, den Schleudergang in meinem Kopf zu besänftigen.

Es war der Abend des 31. Januar 2023, am nächsten Tag würde ich vierundvierzig Jahre alt werden. Ein Mann in der Mitte seines Lebens, bei sich angekommen, so mag ich auf meinem Barhocker auf die anderen Gäste gewirkt haben, aber in mir sah es anders aus. Ich ertrug mich nicht mehr. Diesen Typen, der soff, um zu verdrängen. Sorry, Charlie, aber was hätten wir uns denn ohne deinen Promillegehalt zu sagen? Warum saß ich mit dir herum, am Abend vor meinem Geburtstag, und war nicht zu Hause, bei meiner Frau, meiner Tochter, unserem Hund? Sehnte ich mich nach dir, nach unserer Freundschaft, oder war ich längst abhängig von deinem Stoff, dem Alkohol?

Ich brauchte dringend eine Veränderung. Wollte aufhören mit dem Betäuben, einen neuen Takt in mein Leben einziehen lassen. Meine Tochter sollte ihren Vater nie wieder in einem so desolaten Zustand wie auf ihrer Geburtstagsfeier erleben müssen. Draußen blies ein eisiger Wind durch die Straßen.

Die ersten Schlucke gingen dermaßen schnell runter, dass ich wünschte, ich hätte mir gleich zwei Charlie Sheens bestellt. Einen gegen den Durst und einen zweiten, um den einsetzenden Rausch zu beschleunigen. Begann der Alkohol erst mal das Chaos zu beruhigen, löste bald betrunkene Euphorie meine problembehafteten Grübeleien ab; ein scheinbar sorgloser Zustand, nach dem ich, ja, wahrscheinlich süchtig geworden war. Ohne Charlie kam ich manchmal mit meinem Leben nicht klar. Doch mit ihm verschwanden meine Probleme auch nicht, im Gegenteil, verkatert bedrückten sie mich noch mehr.

Ich fühlte mich hilflos. In einer Sackgasse. Gefangen in meinem Alltagsalkoholismus. Machte weiter, streckte meine Saufabende mit Charlie Sheen und anderen Drinks bis tief in die Nacht. Am Tresen genügte ich mir selbst, auch wenn es mit gleichgesinnten Freunden natürlich noch mehr Spaß machte. Gleichgesinnt im Sinne von parallelem Promilleaufbau.

Von den vielen Wegen zum Rausch gefiel mir der mit meinem Freund Charlie am besten. Der Bourbon wärmte mir den Magen, und der Blutorangensaft sorgte für ein erfrischendes Gefühl im Mund, leicht und fruchtig, ganz anders als die Sturzbetankungen mit Bier, bei denen sich nach einer Weile ein ranziger Geschmack im Gaumen ausbreitete, oder die bitteren Abgänge der Negronis oder Mezcals.

Wenn ich ehrlich war, und das traute ich mir bislang noch nicht einmal selbst so richtig einzugestehen, bekamen mir die meisten alkoholischen Getränke eigentlich gar nicht. Auf Champagner folgte Sodbrennen, egal, wie exquisit der Jahrgang und das Anbaugebiet. Beim Rotwein besuchte mich schon während des Trinkens eine alte Freundin, die Migräne, was mich aber selten gestoppt hatte. Wofür gab es schließlich Aspirin? Ich benötigte Orangensaft oder Red Bull, um Wodka hinunterzubekommen, Cola für Rum, Limettensaft und Zucker für Tequila (Margarita), die Gesellschaft und die Anlässe für Bier und Schnaps.

Wäre es nach meinem ureigensten Verständnis von Genuss gegangen die letzten dreißig Jahre, dann hätte ich mir gelegentlich ein Augustiner-Bier vom Fass gegönnt, nach einem geselligen Abendessen mal einen Gin Tonic, und ich hätte im Urlaub an der ein oder anderen Weinverkostung teilgenommen, auch wenn ich dem wichtigtuerischen Rumgeschwenke der vermeintlichen Weinkenner nichts abhaben konnte. Mehr nicht. Am liebsten trank ich cremigen italienischen Espresso und kaltes stilles Wasser.

In unserer Wohnung konsumierte ich selten Alkohol. Bei der Auswahl von Gesellschaft und Anlässen war ich dafür mit der Zeit immer flexibler geworden. Und wenn der Kellner am Ende des Abends den ultimativen Männlichkeitsbeweis auf einem Tablett an den Tisch brachte, die Kurzen – Korn im Norden Deutschlands, Obstler im Süden, Ouzo beim Griechen, Grappa beim Stammitaliener, Sliwowitz im Dalmatiner Grill, Jägermeister beim Après-Ski – dann schluckte ich mit, obwohl mich der Geschmack ekelte und ich mich nach den Schnäpsen häufig noch in der Nacht oder spätestens am nächsten Morgen erbrach. Aber hey, Männer, wen interessiert schon der nächste Morgen? Schließlich leben wir nur einmal, und so jung kommen wir nicht mehr zusammen, und der Klügere kippt nach, und darauf ein: »Zickezacke zickezacke, hey hey hey, zickezacke zickezacke, hey hey hey! Prost, ihr Säcke! Prost, du Sack!«

Meine Freunde und ich gehörten zur Gruppe der normalen Trinker, die alles im Griff hatten. Das glaubte ich zumindest. Wir waren fröhliche Mitglieder der alkoholisierten Mittelschicht mit den gleichen Saufritualen wie Millionen anderer Männer auch: zweimal die Woche ins Restaurant oder in die Kneipe, ein bisschen absacken. Nach der Arbeit Druck ablassen mit ein, zwei Pils oder Hefeweizen, unterwegs gerne mal im ICE-Bordrestaurant oder an der Flughafenbar. Nach dem Kicken ein Kasten Augustiner mit den Kumpeln. Am Samstagabend ein gepflegter Absturz, warum auch nicht, schließlich war am Sonntag frei. Und dann natürlich Vollgas bei Junggesellenabschieden, Klassentreffen, Geburtstagen, Taufen, Verlobungsfeiern, Hochzeiten, Vatertagsausflügen, Wochenendtrips, Beerdigungen, Weihnachtsfeiern, Skireisen, Volks-, Wald- und Sommerfesten, Konzerten, Frühschoppen, anlässlich von Beförderungen, Ein- und Ausständen, an den Champions-League-Abenden im Stadion oder vor dem Beamer, an Silvester und im Karneval, auf dem Oktoberfest, beim Maibaumaufstellen, im Biergarten, am See, und im Urlaub selbstverständlich auch, weil, zur Entspannung nach einem harten Jahr durfte man sich schon ein paar Cervezas, Cocktails und das ein oder andere Fläschchen Wein gönnen, oder etwa nicht?

Ich tat mich schwer, in unseren Trinkgewohnheiten so etwas wie Sucht zu erkennen. Sie kamen mir gewöhnlich vor. Vielleicht lag darin mein Problem. Keiner von uns war je mit einer Alkoholvergiftung im Krankenhaus gelandet, niemand hatte seine Ehe oder sein Konto in den Ruin gesoffen. Wir funktionierten in unserem Alltag. Dass man mal stolperte und eine Wunde genäht werden musste – geschenkt. Passierte schließlich auch den Nüchternen.

Ich war ein ambitionierter Tennisspieler und lief den Halbmarathon in unter zwei Stunden. Konnte mich gut konzentrieren, hatte keine gesundheitlichen Probleme, eine kleine Familie und einen Job. Ich hatte kein Alkoholproblem, wenn man es so definierte, wie es die bürgerliche Mittelschicht tat. Alkis stanken, lallten, lagen vor dem Hauptbahnhof oder in der Fußgängerzone und pinkelten sich an. Alkis hatten die Kontrolle verloren, das würde uns doch nie passieren. Wir lebten nach dem Motto »Work hard, play hard«, auf Anspannung folgte Entspannung, und für die sorgten eben Charlie Sheen und Co., klar, wieso auch nicht?

Ich trank in dem mir vorgegebenen Rahmen meiner männlichen Sozialisation. Dieser Rahmen war groß und breit angelegt, da bedurfte es keiner Ausnahmegenehmigungen, weil die Ausnahmen die Regel waren. Den Frühschoppen an Heiligabend verließ keiner nüchtern, egal, wie betrunken wir danach beim Weihnachtsessen saßen (und meistens einfach weiterprosteten, weil das in den Familien zum Heiligabendritual gehörte wie die Gans oder der Karpfen). Spielte Bayern München, tranken wir. Vatertag bedeutete, Papa meldete sich um zehn Uhr vormittags ab und kam sternhagelvoll nach Hause, wenn er denn den Heimweg fand und nicht auswärts nächtigte. Viele unserer Beziehungen hatten im Rausch begonnen, weil wir zu feige gewesen waren, Frauen nüchtern anzusprechen. Musste man dem Alkohol für die ermöglichte Zweisamkeit sogar noch dankbar sein? Oder war das aus heutiger Sicht einfach nur traurig?

Warum wir tranken, mag unterschiedliche persönliche Motivationen und Ursachen gehabt haben, aber dass wir tranken, wenn wir uns trafen, stand für uns nicht zur Disposition. Dabei waren wir uns über eine unausgesprochene Etikette einig: Die Abgrenzung zum Asozialen musste gegeben sein. Wir schlugen uns nicht. Niemand von uns schlief besoffen auf Parkbänken ein. Wir rissen uns zusammen, wenn die Kinder in der Nähe waren. Wachten mal mit einem zerfledderten Döner Kebab im Gesicht auf oder übergaben uns nach einem Exzess auf der Toilette, aber das fanden wir eher lustig. Die Saufanekdoten bliesen wir zu Heldengeschichten auf. Der Basti ist Samstagnacht nach dem Feiern auf dem Heimweg doch tatsächlich betrunken in der S-Bahn eingepennt und stundenlang von Endstation bis Endstation gefahren, crazy. Katertage bewältigten wir routiniert.

Keiner von uns wäre auf die Idee gekommen, dass wir mit der Sauferei etwas kompensierten. Wir hinterfragten unser Trinkverhalten nicht. Schwammen im Strom und stießen mit an, so wie man es von uns erwartete. Das Mutigste, was einer von uns hätte tun können, war, nicht mitzumachen. Sich beim Champions-League-Gucken in der Kneipe für Cola light entscheiden. Die Weihnachtsfeier mit Apfelsaftschorle durchlaufen lassen. Auf dem Oktoberfest Wasser bestellen. Der, der das wagte, hätte sich was anhören müssen. Nichtmittrinken verlangte triftige Gründe. Machte deshalb auch keiner. Aber warum eigentlich nicht? Waren wir solche Klemmis, dass wir ohne Alk nicht abgehen konnten? War ich, waren wir, ohne Promille nicht Mann genug, wir Helden?

»Was war der Schlüsselmoment, der Auslöser, der dich zum Aufhören animiert hat?«, fragten mich später viele meiner Freunde und Bekannten, wenn ich mit einem Wasser bei ihnen am Tisch saß.

»Den gab es nicht«, antwortete ich dann immer. »Ich habe mich einfach nicht mehr wohlgefühlt mit der ständigen Trinkerei.«

Es war tatsächlich nicht der eine böse Rausch, der mich meinen Alkoholkonsum hinterfragen ließ. Nicht der Sturz aufs zersplitternde Weinglas vor den Kindern und Eltern bei der Geburtstagsfeier meiner Tochter. Nicht der Morgen, an dem ich mal wieder in versifften Klamotten auf dem Wohnzimmerboden aufwachte und im ersten Moment nicht wusste, wo ich mich befand. Nicht einer dieser verlorenen Katertage, an denen ich lethargisch vor dem Fernseher lag, gereizt und genervt, für meine Familie keine Hilfe, sondern eine Bürde war. Nicht die WhatsApp-Nachricht von meinem Freund Mario, mit Fotos der vergangenen Nacht, die mich, oberkörperfrei auf einer Bar tanzend, zeigten, ohne dass ich mich daran erinnerte. Auch nicht der verlorene Geldbeutel mit Bargeld und sämtlichen Karten und Ausweisen. Es war vielmehr die Anhäufung negativer Erlebnisse aus dreißig Jahren Trinkerei, das Gefühl, dass mich die Kater und die Schattenseiten meines Alkoholkonsums mittlerweile mehr belasteten, als die Euphorie des Rausches mich erfreute. Ich spürte, das mit mir und dem Alkohol passte grundsätzlich nicht mehr. Wie bei einer Ehe, bei der beide Partner schon viel zu lange verdrängten, dass sie sich auseinandergelebt hatten.

Manche blendeten so eine Entwicklung aus und richteten sich in ihr ein, ich konnte das nicht. Ich musste Schluss machen, weil sich über die Jahre zu viel aufgestaut hatte. Zu häufig gab es Gelegenheiten, zu trinken, und zu oft waren diese Anlässe nicht mehr fröhlich. Zu selbstverständlich war der Alkohol in meinem Leben verfügbar, zu exotisch die Enthaltsamkeit. In mir wuchs die Neugier, die Lust, zu erkunden, was das Leben für mich parat hielt, wenn ich diese Ehe beendete, auch wenn ich mich nicht der Illusion hingab, dass das Aufhören leicht umzusetzen wäre.

Das Trinken hatte sich bei mir und meinen Freunden schon früh mit unserer Persönlichkeit verknüpft. Vieles, wie zum Beispiel der Umgang mit Erwartungshaltungen, Druck, Sex, Enttäuschungen und anderen Gefühlen, koppelte sich unbewusst an Alkohol, der uns als Entspannungshilfe, Ablenkung, Ventil, Enthemmer oder Betäubung diente. Paradoxerweise wurde das mutwillige Beschädigen der eigenen Gesundheit bereits im Teenageralter gesellschaftlich eher akzeptiert als die Abstinenz. Die, die nicht mittranken, waren schon auf dem Gymnasium in der Unterzahl und nicht so cool. Fünfzehnjährige hingegen, die sich im Skilager oder auf Klassenfahrten ins Koma soffen – tolerierte Kollateralschäden einer ganz normalen deutschen Jugend. Nicht erwähnenswert. Kam Sohnemann im Morgengrauen betrunken durch die Haustür gestolpert, war das für viele Eltern kein Grund zur Besorgnis, für manche sogar wichtiger Bestandteil seiner Entwicklung zu einem richtigen Mann. Eine Dynamik, die sich bis ins Erwachsenenalter fortsetzte. Die Räusche und Abstürze wurden nicht hinterfragt, schließlich konsumierten die meisten unserer Eltern auch regelmäßig Alkohol. Wie sollten sie uns glaubwürdig Wasser predigen, wenn sie selbst ständig Bier und Wein tranken? Komisch war nicht der, der sich ruinierte, sondern der, der sich zurückhielt. Nichttrinker galten als spießige Spaßbremsen. Auch wenn es mir schwerfiel, das zuzugeben: Meine Freunde und ich hatten zwei Drittel unserer bisherigen Lebenszeit mit der ständigen Präsenz von Alkohol in unserem Alltag verbracht, länger als mit jeder anderen Beziehung. Was das bei uns physisch und psychisch anrichtete, welche Auswirkungen der konstante Alkoholkonsum auf unsere Gesundheit und unsere Lebenserwartung haben würde, schien weder uns noch unser Umfeld zu besorgen.

Aber warum war der Alkohol selbstverständlicher Teil meiner Jugend, meiner Adoleszenz, meines privaten und beruflichen Lebens, warum war er einfach immer da gewesen? Wie viel Druck kam von außen, von Kollegen und Freunden, von einer Gesellschaft, in der ein gestandenes Mannsbild häufig auch ein standhafter Trinker zu sein hat? Wie viel Druck machte ich mir selbst? Warum fiel es mir leichter, weniger zu trinken, wenn ich in einer Frauenrunde war? Wieso konnte ich an Männerabenden nie Nein sagen? Warum hatte ich mich mit meinem Vater betrunken und mit meiner Mutter nicht? Wann hatte ich begonnen, nicht nur aus Lust, sondern auch aus Frust zu trinken? Was war noch kontrollierbare Routine, was Vorstufe zur Abhängigkeit, was unkontrolliertes Saufen? War ich längst süchtig, auch im medizinischen Sinne, und traute mich nur nicht, mein Verhalten als Sucht zu benennen? Warum hatten meine Freunde und ich alle Feste, die uns wichtig waren, betrunken gefeiert? Wieso war für uns der Bräutigam ein Held, wenn er sich am nächsten Morgen nicht an seine Hochzeitsnacht erinnerte? Konnte ich nüchtern tanzen?

Antworten auf meine Fragen suchte ich anfangs unter anderem in Publikationen von Autorinnen und Autoren, die ich schätzte und die ihre Erfahrungen mit der Volksdroge Alkohol aufgeschrieben hatten. Fand sie aber nur zum Teil in Büchern wie *Alk* von Simon Borowiak, *Nüchtern* von Daniel Schreiber oder dem bekannten Essay von Benjamin von Stuckrad-Barre, der ebenfalls *Nüchtern* betitelt war. Klassiker der neueren deutschen Alkoholliteratur. Brilliant geschrieben, exzellent recherchiert, sehr authentisch, weil vieles davon selbst erlebt. Simon Borowiak hatte sogar sein eigenes »Boro-Schema«[1] entwickelt, mit dem er die verschiedenen Trinkertypen kategorisierte. Auf mich traf die Rubrik »Amateure« zu, über die Borowiak schrieb: »Stehen bereits in einem gewissen Trink-Training, trinken also regelmäßig und/oder mehr als nur zur Feier des Tages. Abstinenz ist möglich, wird jedoch als Einschränkung/Diät/Zwangspause wahrgenommen. Der Kauf eines Trink-Kalenders würde sich bereits amortisieren, da regelmäßige Trink-Einträge vorhanden. Körperliche oder seelische Trinkschäden halten sich in Grenzen und werden in Eigenregie auskuriert.«

Einverstanden, aber was bedeutete das für mich? Weitermachen wie bislang und ein bisschen aufpassen? Wie vermied ich, Profi zu werden, wieso war ich Amateur geworden? Was machte der Alkohol mit mir? Warum brauchte ich ihn überhaupt? Und wie ging das: aufhören, wenn man nicht musste, sondern wollte?

Borowiak, Schreiber und von Stuckrad-Barre hatten mit vielen der Autorinnen und Autoren von Büchern und Artikeln über Alkohol gemein, dass ihre Abhängigkeit ihnen keine andere Wahl gelassen hatte, als mit dem Trinken aufzuhören. Hätten sie weitergemacht, wären sie daran zerbrochen. Die Schauspielerin Mimi Fiedler beschrieb in ihrem Buch *Trinkerbelle: Mein Leben im Rausch*, wie sich ihre kleine Tochter von ihr abgewandt hatte: »Und dort will meine Tochter nicht leben, im Kinderzimmer einer Mutter, die es nicht geschafft hat, das Leben einer mündigen erwachsenen Frau zu führen. Weil sie alles kaputtgemacht hat, mit jedem durchtränkten Tag ihres sich verflüssigenden Lebens ein Stückchen mehr.«[2]

Die Journalistin Nathalie Stüben erzählte in ihrem Bestseller *Ohne Alkohol: Die beste Entscheidung meines Lebens* von einer Nacht in New York, in der sie mit zwei Männern geschlafen hatte, weil sie zu betrunken gewesen war, um zu artikulieren, dass sie nur den einen der beiden wollte.[3] Auch für Stüben gab es keine andere Alternative, als sich komplett vom Alkohol loszusagen.

Ich las tragische, Mut machende Heldengeschichten, erzählt von Frauen und Männern, die am Boden gelegen, dem Untergang geweiht waren, die sich dann aber nach eigenen Aussagen von ihrer Sucht befreien konnten und heute bessere Leben führten. Ihre Hardcore-Erfahrungen machten es mir leicht, mich von ihnen zu distanzieren, und ersparten mir, mich selbst zu hinterfragen. So wie mir ging es wahrscheinlich vielen ihrer Leserinnen und Leser. Man konnte einen Teil der Probleme nachvollziehen, man gruselte sich ein bisschen, aber so krass wie der Schreiber oder der Stucki hatte man es natürlich nie getrieben, weshalb man weiter mit gutem Gewissen anstoßen durfte.

Die Dramaturgie dieser Geschichten ließ sich einfacher vermitteln als die eines Alltagsalkoholikers wie mir. In meinem Trinkuniversum ging es nicht um Leben und Tod – noch nicht. *Alltagsalkoholismus* war auch kein Fachbegriff aus der Wissenschaft, sondern meine persönliche Beschreibung für Menschen wie mich, die regelmäßig tranken, aber sich selbst noch einigermaßen glaubhaft versicherten, nicht zu sehr abhängig zu sein. Weil man sich eben an den trinkenden Mainstream anpasste, sich einredete, dass das, was Milliarden Alkoholkonsumenten auf dieser Welt auch taten, doch nicht so gefährlich sein konnte. *Stiller Alkoholismus* war ein weiterer Begriff, den ich in diesem Zusammenhang passend fand. Man verhielt sich weitestgehend unauffällig, funktionierte, kam klar. Dass Alltags- oder stiller Alkoholismus nicht weniger verheerend und lebensbedrohlich war, sich beim Zerstören einfach mehr Zeit ließ, verdrängte man. Lieber redete man sich weiter ein, dass man sich von den Alkoholikern mit den Rotwein-Tetrapacks auf den Parkbänken, von den Abhängigen, die ihre Chantré-Weinbrand-Fläschchen an der Supermarktkasse aufs Band legten, abgrenzen durfte, denn die hatte es mal wirklich übel erwischt. Genau wie die Stuckrad-Barres, Schreibers oder Borowiaks dieser Welt, die doch ganz andere Probleme hatten als man selbst.

Einige der Totalabstinenzler unter den Autorinnen und Autoren beschrieben in ihren Texten, warum jeder Rückfall für sie lebensbedrohlich sein konnte. Wie sie sich disziplinierten, um sich zu schützen. Welche Dramen sie in Entzugskliniken erlebt hatten. Wie Mitpatienten das Rasierwasser verboten werden musste, weil sie es sonst getrunken hätten, wie Abhängige auf Entzug schwerste Krampfanfälle und Delirien durchlitten, wie der Alkohol Freunde und Freundinnen in den Suizid getrieben hatte. Sie hatten es, wie von Stuckrad-Barre über sich schrieb, mal eine Weile lang übertrieben[4] und mussten Pause machen, am besten für immer. Daniel Schreiber hatte bei den Anonymen Alkoholikern Hilfe gefunden.[5] Nathalie Stüben bot mit ihrem erfolgreichen YouTube-Kanal »Ohne Alkohol mit Nathalie« Menschen mit Alkoholproblemen ein Forum.[6]

Vielleicht hatte ja auch ich ein größeres Alkoholproblem, das wusste ich noch nicht, als ich mit diesem Selbstexperiment begann. Ich war kein Psychologe, Suchtexperte oder Mediziner, nur ein mittelalter Mann, der sich nach einer Promillepause sehnte. Vielleicht verklärte ich mein eigenes Trinkverhalten und verleugnete einen Teil der Schwierigkeiten, die es mir und meiner Familie bereitete, aber ich hätte mich und meine Freunde sicher nicht als Profis bezeichnet. Gewohnheitstrinker ja, aber gefährdet? Nein. Wenn wir wollten, dann konnten wir eine Auszeit nehmen. Bewiesen einige von uns, wenn sie im Januar nach dem Weihnachtsgelage mal einen Monat aussetzten. Auf Alkohol verzichten wollten wir nur eher selten. Aber da zeigte sich doch ein klarer Unterschied zu den Alkoholikern, die diese Wahl gar nicht mehr hatten.

Mein Problem schien ein anderes zu sein als das der meisten der Autorinnen und Autoren, die über Alkohol geschrieben und Anleitungen zum Nichttrinken verfasst hatten, und in deren Ratgebern und Erfahrungsberichten ich mich nicht wiederfand. Sie spielten am extremen Rand der Abhängigkeit, nicht in der Mitte. Bei ihnen ging es um Aufhören oder Sterben, Wein oder Wasser, alles oder nichts, und das für immer. Das war nicht das, was ich suchte. Und das ist auch nicht, was ich mit diesem Buch erreichen will. Ich will niemanden zur Abstinenz bekehren oder gar neumodernes Sober Living propagieren. Ich will nicht missionieren, sondern meine Leserinnen und Leser dazu ermutigen, meinen Alkoholismus als den ihren zu akzeptieren und mit mir auf diese Reise zu gehen. Sich so zu hinterfragen, wie ich es tue, eine Inventur zu machen, um am Ende selbstermächtigt zu entscheiden, ob und wie sie in Zukunft trinken wollen.

Bei vielen der prominenten Totalabstinenzlern war es zudem während ihrer Trinkerkarrieren nicht beim Alkohol geblieben. Sie hatten ihn mit Drogen wie Kokain kombiniert, was ihre Abstürze umso verheerender gemacht hatte. Ich brauchte keine Drogen für einen guten Rausch. Sah keine Notwendigkeit für einen Komplettexit. Wandelte nicht an der Schwelle zum Tod. Mir machte das radikale Aufhören genauso Angst wie der extreme Rausch. Es musste doch noch andere Lösungen geben, einen Kompromiss zwischen alkoholisierter Ekstase und Abstinenz, oder war das eine naive Sehnsucht?

Mich trieben diese Gedanken um, ohne dass ich mit meinen Freunden darüber sprach. Ich fand keinen Resonanzraum für meine Fragen und Sorgen, aber fühlte mich immer unwohler mit meiner Trinkroutine. Die Katertage waren anstrengender geworden, sie zogen mich länger runter als früher. Nach manchem Saufgelage fühlte ich mich depressiv und antriebslos. Mich nervten die Fressanfälle, die ich nach den Räuschen hatte, wenn mein Körper nach Leberkässemmel und Currywurst mit scharfer Soße lechzte, nach Spezi, Pizza und Big Mac. Der Blick auf die Kreditkartenabrechnungen nach den wilden Nächten machte die Sache nicht besser. Ich war relativ spät Vater geworden. Je gesünder mein Lebenswandel, umso höher die Chancen, lange am Leben meiner Tochter teilzunehmen. Irgendwann, dessen war ich mir mittlerweile sicher, würde die Rechnung für die Trinkerei kommen, und die konnte ich dann nicht mit der Mastercard bezahlen.

Ich hatte Lust auf einen Neuanfang. Wollte mich den Konventionen entziehen, mal eine Pause machen. Nicht weil ich Angst hatte, in der Entzugsklinik zu enden, oder weil es mir mit den Jungs keinen Spaß mehr machte, sondern weil es sich unfrei anfühlte, wenn man immer irgendwo mittrinken wollte, konnte, sollte, durfte, musste. Vielleicht wäre der ultimative Rausch ja der, gar keinen mehr zu brauchen, dachte ich. Ich nahm mir vor, selbstbestimmter Alkohol zu konsumieren, aber das gelang mir nicht. Fühlte mich allein mit meinen Zweifeln und trank einfach weiter mit, das war bequemer, da musste ich mich nicht erklären.

Bis ich Ende Januar 2023 ein Interview las[7], das mein Leben verändern sollte. Manchmal braucht es jemanden, der für einen ausspricht, was man tief in sich spürt, aber nicht artikuliert bekommt. Der einem den Weg ebnet, eine Brücke baut. Für mich war das ein Interview mit dem Regisseur Leander Haußmann im *ZEIT*-Magazin, das eine Woche vor meinem letzten Abend mit Charlie Sheen erschienen war.

Ich schätzte Leander Haußmann vor allem für seinen Humor, mit dem er in Filmen wie *Sonnenallee* oder *NVA* der DDR, in der er geboren und aufgewachsen war, ein Denkmal setzte. *Herr Lehmann*, die Verfilmung des Buches seines Freundes Sven Regener, in der Christian Ulmen die Hauptrolle spielte, mochte ich besonders. Ich wohnte in Hamburg, als ich den Film zum ersten Mal sah, und ging gerne in die Spelunken auf St. Pauli. Wie Herr Lehmann zu leben, erschien mir nachahmenswert, auch und gerade weil dieser Flaneur sich ebenfalls viel in Kneipen aufhielt, um zu trinken. Vom Privatmann Leander Haußmann wusste ich nichts. Schon gar nicht, dass wir in Bezug auf Alkohol dieselben Sorgen teilten.

Der Redakteur des *ZEIT*-Magazins sprach mit Haußmann über das Trinken und warum er im Alter von dreiundsechzig Jahren seine Gewohnheiten ändern wollte. Haußmann erklärte, dass er jetzt eine Pause machte, ohne sich komplett vom Alkohol loszusagen. »Mein Ziel ist es nicht, nie wieder zu trinken. Ich will lieber nur noch zu schönen Anlässen trinken«, sagte Haußmann und sprach damit aus, was ich schon so lange fühlte.

Auch ich wollte dem Rausch wieder eine Bedeutung geben, ihn aufwerten und wertschätzen, indem ich ihn zur Rarität, zur Besonderheit in meinem Leben machte. Ich hatte verstanden, dass Alkohol wie ein Verstärker meiner Gefühle und Emotionen wirkte, und mein Wunsch war es, diesen Verstärker in Zukunft ausschließlich zu positiven Anlässen einzusetzen. Ich wollte weder wegen eines Minderwertigkeitskomplexes trinken wie in meiner Jugend, noch um dazuzugehören oder weil ich mich betäuben musste, sondern weil ich glücklich war. Ich wünschte mir, in Zukunft eine Hochzeitsfeier, einen Buchabschluss, eine warme Sommernacht unter Freunden mit einem guten Drink zelebrieren zu können, doch maßvoll trinken war mir bislang nie gelungen. Nicht aus Gewohnheit wollte ich dem Rausch begegnen, und auf keinen Fall, wenn ich traurig war.

»Alkohol war für mich immer ein lebensbejahendes Elixier, deswegen fühlte ich mich auch den anderen Trinkern überlegen, weil mein Trinken ja positiv war«, sagte

Haußmann. »Der Entscheidung, aufzuhören, ist kein dramatischer Absturzmoment vorausgegangen. In meinem Leben ist auch nichts zusammengebrochen.« Besser hätte ich meine Gedanken und Gefühle nicht formulieren können. Da wollte ich auch hin – oder es bleiben lassen.

Leander Haußmann zeigte mir eine Perspektive auf. Es gab anscheinend eine Alternative zur Totalabstinenz. Ob sie funktionierte, wussten wir beide nicht. Aber Haußmann hatte schon begonnen, sie auszuprobieren, und sein neues Leben schien ihm zu gefallen. Warum sollte mir das nicht auch gelingen?

»Ich möchte mich ein bisschen von meinem alten Leben erholen«, sagte Haußmann im Interview, und an anderer Stelle: »Außerdem beginne ich gerade ein größeres Projekt: Ich arbeite daran, mich zu ändern. Da gibt es nämlich eine Menge zu tun: freundlicher sein, respektvoller, positiver, zugewandter.« Diese Sätze empfand ich als so treffend, dass ich sie mir am liebsten auf meinen Unterarm hätte tätowieren lassen, auf dass ich mich immer und überall an sie erinnerte. Für mich bestand ein direkter Zusammenhang zwischen weniger zu trinken und ein besserer Mann zu sein. Haußmanns Ziele deckten sich mit meinen, und ich war überzeugt, dass ich sie erreichte, wenn ich das regelmäßige Trinken bleiben ließ.

Mittlerweile stand der vierte Charlie Sheen vor mir auf dem Tresen. Der letzte, danach war Schluss. Ich wollte es nicht ausarten lassen, nur Auf Wiedersehen sagen. Irgendwie war ich mir sicher, dass es dieses Wiedersehen geben würde. Ich wusste nur nicht, wie lange ich es ohne Charlie aushalten würde. Hatte ich noch nie probiert.

Mir machte der Gedanke Angst, mir vielleicht eingestehen zu müssen, dass ich mein Leben ohne die Aus-Taste dieser Abende nicht ertrug. Ich von den Stübens, Schreibers, Borowiaks und Stuckrad-Barres nicht so weit entfernt war, wie ich hoffte. Mir auch keine Alternative zur Totalabstinenz blieb. Aber das war Zukunftsmusik. Jetzt befand ich mich erst mal auf Abschiedstournee. Morgen würde ich mit meinen Freunden in einer Bar auf meinen Geburtstag anstoßen. Ich wünschte mir ein rauschendes Fest, Leinen los, volle Abfahrt, ohne Rücksicht auf Verluste, so wie wir es gerne hatten. Ein Abend, den ich mir ins Regal stellen konnte. An den ich mich in den trockenen Zeiten mit einem Lächeln erinnern würde. So sah er aus, mein Plan.

Danach wollte ich eine Runde aussetzen. Ein Jahr lang ausprobieren, wie sich das Leben ohne Alkohol anfühlte, mit einem Joker für die besonderen Anlässe. Nicht zu radikal abstinent leben, eher Leander Haußmann nacheifern. Testen, ob ich alles unter Kontrolle hatte. Herausfinden, was mit mir und meinen Freunden passierte, wenn ich nüchtern blieb. Ich war neugierig darauf, wie sich mein Körper und meine Seele ohne Alkohol entwickelten. Wie viel von mir übrig blieb. Und wer mir stattdessen begegnen würde.

Kapitel 2

Letzte Runde

Am Vormittag meines vierundvierzigsten Geburtstags fuhr ich von München an den Tegernsee und setzte mich um kurz vor zwölf Uhr mittags an einen der wenigen freien Tische im Bräustüberl, dem beliebten holzvertäfelten Wirtshaus des Herzoglich Bayerischen Brauhauses Tegernsee. Die Charlie Sheens vom Vorabend hatten keine Spuren hinterlassen.

Ich freute mich auf ein schönes kaltes Helles, wie man in Bayern einen halben Liter Lagerbier nannte. Die Trachtler am Stammtisch nebenan schienen schon etwas länger Durst zu haben, jedenfalls war ihre Laune prächtig. Einer sagte etwas, was ich nicht verstand, die anderen lachten, dann prosteten sie sich zu, stießen mit ihren Krügen an, diese klirrten zum Zeichen der Zustimmung und Einigkeit, und dann sagte wieder einer etwas, und das Spiel ging von vorne los, es schien einfach ständig irgendeinen Grund zu geben, der das Prosten und Trinken notwendig machte. Die Kellnerinnen trugen Dirndl und brachten das erste Helle, bevor sie die Speisekarte reichten.

Ich hatte die Zeit im Bräustüberl am Tegernsee über die Jahre immer genossen. Auch hier konnte ich wunderbar alleine trinken. Ich war nach einer Bootsfahrt über den Tegernsee oder einer Wanderung auf den Wallberg im Bräustüberl eingekehrt, verschwitzt und glücklich. Hatte im Sommer im Biergarten gesessen, mit Blick auf das Wasser, die Schiffe und die Berge. Dies war ein würdiger Ort für mein letztes Bier.

Ich leerte mit dem ersten Zug den halben Krug und amüsierte mich über diesen Bajuwarenkitsch um mich herum. Trinkerkathedralen wie das Bräustüberl machten für mich nur Sinn, wenn ich dort Alkohol konsumierte. Ich musste mir eingestehen, dass ich diese Orte in den letzten Jahren immer häufiger aufgesucht hatte. Ich ging gerne in die griechischen Lokale in München, ins Paros oder Kalypso, weil da schon vor dem Hauptgang der erste Ouzo aufs Haus gereicht wurde. Ein scharfes Panang-Curry beim Thailänder in Schwabing musste natürlich von eiskalten Zischbieren begleitet werden. Mein gastronomisches Lieblingsdomizil, das Schumann's am Odeonsplatz, war kein Restaurant, sondern eine Bar, hier zeigte sich meine Priorisierung auf den alkoholischen Teil der Abendessen am offensichtlichsten. Von Wirtshäusern gar nicht zu sprechen. Ohne Helles brauchte ich kein Bräustüberl, deswegen hatte ich in den kurzen Alkoholpausen der letzten Jahre Wirtshäuser auch gemieden. Was sollte ich hier mit stillem Wasser? Auf die bayerische Folklore mit Lederhose, Janker und Dirndl konnte ich gut verzichten. Schweinshaxe und Grillhendl schmeckten mir nur, weil sie die perfekten Begleiter des Bieres waren, sie meinen Rausch mit etwas Deftigem, Salzigem ausbalancierten. Angenehmerweise fiel man im Bräustüberl an einem Mittwochmittag beim gemütlichen Warmtrinken nicht auf, da die anderen Gäste das gleiche Ziel verfolgten.

Auf meinem Smartphone trafen Geburtstagsglückwünsche ein. Ich schickte Fotos von Bier und Schweinshaxe in meine WhatsApp-Männergruppen. Sie wurden mit Daumen-hoch-Emojis und Herzchen kommentiert. Meine Freunde schrieben, wie gut das aussähe und wie super es sei, dass ich mir eine Grundlage für meine Party am Abend verschaffte. Viele wären gerne dabei gewesen, aber mussten leider arbeiten. Keiner wunderte sich, warum ich schon mittags im Wirtshaus vor einem Bier saß. Geburtstag und Gerstensaft war eine Kombination, die nicht hinterfragt wurde. So wie Glühwein zur Weihnachtszeit. Schön rauschen am Ehrentag, da konnte man nicht früh genug anfangen.

Ich hatte niemandem erzählt, dass ich an den Tegernsee gefahren war, um mich zu verabschieden. Diese zwei Hellen im Bräustüberl sollten für eine lange Zeit die letzten sein. Ich merkte, dass mir dieser Gedanke mehr zu schaffen machte als der an den Verzicht auf meine Rendezvous mit Charlie Sheen. Der Charlie war mein Drink für die besonderen Stunden, das Helle hingegen fester Bestandteil meines Alltags.

Ich trank Bier auf dem Spielplatz mit anderen Vätern, nach der Arbeit und dem Sport, wenn ich fröhlich oder traurig war. Auf ein Bier gehen bedeutete für meine Freunde und mich, dass wir Zeit für uns brauchten und etwas Wichtiges zu besprechen hatten. Richtig wichtig war es dann meistens gar nicht, und bei einem Bier blieb es natürlich auch nie, aber wen kümmerte das schon, wenn wir zusammenhocken durften und es mal wieder lustig wurde? Der Alkohol als sozialer Klebstoff, das gemeinsame Bier unser gesellschaftlicher Kitt. Ein Ritual, ohne das ich mir mein Leben schwer vorstellen konnte. Ich bezweifelte, ob ich diese Abstinenz lange durchhalten würde.

Am Abend war ich dann erst einmal überwältigt. Fast alle Freunde, die ich eingeladen hatte, kamen zu meiner Geburtstagsfeier in die Bravo Bar in der Fraunhoferstraße, nicht weit vom Gärtnerplatz in München. Zwanzig durstige Kehlen, keiner bestellte Cola light. Veteranen wie Roland und Otto, mit denen ich mir schon als Pubertierender einen Kasten Augustiner im Schrebergarten geteilt hatte. Mein Freund Stefan, ein Arzt, den ich vor vielen Jahren in Hamburg kennengelernt hatte, und mit dem ich in Hamburg, München und auf Reisen um die Häuser gezogen war, natürlich nie mit Wasser im Glas.

Auch meine Journalistenkollegen durften bei meinem Fest nicht fehlen. Wir trafen uns meist in Kneipen und Bars, um über Themenideen, Recherchen, Branchengerüchte und andere interessante Dinge zu sprechen, und ich erinnerte mich am Morgen danach selten an jedes Detail unserer Unterhaltungen, was aber nicht schlimm war, weil mich diese Abende erfüllten und bereicherten. Freunde aus meiner Tennismannschaft schneiten herein, wie Adrian, der Einzige, der an diesem Abend seine Freundin mitbrachte.

»Immer, wenn Adrian von einem Treffen mit dir nach Hause kommt, ist er total betrunken«, sagte sie zur Begrüßung lachend. »Was immer du mit ihm anstellst, das wollte ich mir einmal selbst ansehen.«

Ich fühlte mich sehr privilegiert, denn der Winter zeigte sich von seiner hässlichsten Seite. Es war so kalt und stürmisch vor der Tür, da halfen nicht einmal die Daunenjacken. Aber auf meine Jungs konnte ich mich verlassen. Männerabend, Ehrensache. Wir hatten drei Tische zusammengeschoben und legten sofort los.

Einige meiner Freunde beendeten an diesem 1. Februar 2023 ihren Dry January. Sie hatten den ersten Monat des Jahres auf Alkohol verzichtet. Ihnen schmeckte das Augustiner-Bier und der Lugana-Weißwein, den ich ausgewählt hatte, besonders gut. Dass auch ich dabei war, etwas zu beenden und gleichzeitig etwas Neues zu beginnen, erzählte ich nicht. Mit Abstinenz-Talk wollte ich heute wirklich keinem meiner Gäste die Unbeschwertheit eines gemeinsam durchfeierten Abends versauen.

In der Theorie klang mein Plan plausibel: ein Jahr lang keinen Alkohol trinken, meine Erfahrungen und Reflexionen ehrlich und schonungslos aufschreiben und dann mit diesem Buch aus dem Maschinenraum des männlichen Alltagsalkoholismus berichten, ohne mein soziales Verhalten zu verändern. Ich wollte für meine Freunde der bleiben, der ich war, nur ohne mitzutrinken. Sie mit der Zeit einweihen um mit ihnen über meine Erfahrungen ohne Alkohol zu sprechen, über meine Sorgen und Zweifel in Bezug auf unser Trinkverhalten. Ich hatte einen heterogenen Freundeskreis und war auf die unterschiedlichen Ansichten gespannt. Auf Zustimmung, Kritik und Ablehnung. Ich hoffte, niemand würde in mir einen Verräter sehen und mich ausgrenzen. Vielleicht regte ich bei einigen ein Umdenken an. Vielleicht sehnten sich einige von ihnen auch nach einer Pause, und wir konnten uns gegenseitig helfen, diese umzusetzen. Vielleicht reihte ich mich aber auch bald wieder in den Chor ein und zwitscherte mit. Ein Jahr ohne Alkohol, was für eine Schnapsidee.

Ich versuchte, die Gedanken an meinen Selbstversuch zu verdrängen. Mir blieben noch ein paar Gläser und ein paar Stunden, dann sollte ein neues Leben beginnen, von dem ich keine Ahnung hatte, ob ich es meistern würde. Ich hatte Respekt vor der Herausforderung, weil das Trinken fest in meinem Alltag verankert war.

Ich fürchtete mich vor sozialer Isolation, davor, ständig vor der Entscheidung zu stehen: mittrinken, meinen Wasserkonsum verteidigen oder alleine zu Hause bleiben? Und welche Alternativen sollte ich meinen Freunden anbieten, wenn wir uns verabredeten und nicht in die Kneipe oder in den Biergarten gingen? Malkurs? Sauna? Museum? Eis essen? Wie lange würde ich die spöttischen Sprüche beim Fußballschauen ertragen, bevor ich mir auch wieder Bier bestellte, weil ich es ohne nicht aushielt? Wie sollte ich mich verhalten, wenn am Ende der Party alle betrunken auf Helene Fischer, Matthias Reim und Roland Kaiser abtanzten und ich das, nüchtern, müde und genervt, nur bescheuert fand, meine Freunde und die Musik?

Mir war es in der Vergangenheit gelungen, bei Diäten auf Zucker und Kohlenhydrate zu verzichten, aber das hatte sich nie nachhaltig manifestiert. Nach einiger Zeit wurde ich rückfällig und aß mehr Schokolade, Pizza und Pasta als zuvor. Was, wenn mir das mit meiner Alkoholdiät genauso erging? Wenn mich der Bumerang bald mitten ins Gesicht traf und mich umhaute?

Auf mich wartete jetzt ein Glas Lugana, und als ich es ausgetrunken hatte, auch schon das nächste. Heute erlebte ich keinen aufdringlichen, sondern einen angenehmen Rausch. Ich übertrieb es nicht, wollte mich am nächsten Tag an die Gespräche erinnern. Wie ich diese Abende liebte, an denen die unterschiedlichsten Charaktere zusammenkamen, die sich zum Teil vorher noch nicht gekannt hatten, und nun angeregt miteinander redeten und sich vergnügten. Wir waren gut drauf, aber nicht ausfallend, bei keinem kippte es in Aggressivität oder Verzweiflung um, was nicht selten passierte, denn der Alkohol hatte das Potenzial, die fröhlichen aber auch die Schattenseiten unserer Persönlichkeiten aus uns herauszuholen.

Einer meiner Freunde hieß Nail, er arbeitete als Fitnesstrainer und DJ und würde später noch in einem Hip-Hop-Club auflegen. Wir diskutierten, ob der Song »I Got 5 On It« von Luniz, ein Klassiker aus unserer Jugend, heute noch gespielt werden sollte. Nail verneinte das vehement, der Rest forderte es von ihm ein. Eine lustig-schwachsinnige Rauschdebatte entbrannte, war so etwas auch nüchtern möglich? Hoffentlich, sonst wäre mein Leben um einigen Spaß ärmer. Während wir debattierten, stiegen wir auf Longdrinks um, auf Wodka Soda und Gin Tonic.

Um Mitternacht schloss die Bravo Bar, und der Kellner bat uns zu gehen. Ich fuhr mit Roland, Otto und Stefan in den Club, in dem Nail auflegte. Die Bässe pumpten aus den Boxen neben dem DJ-Pult. Nail zog sich aus seinem MacBook die Songs auf seine Pioneer-Turntables und mischte sie zu einer Melange aus Reimen und Beats, die uns nicht stillstehen ließen.

Ich tanzte und trank, und immer wieder ging einer von uns an die Bar und bestellte eine weitere Runde, die unseren Partymotor am Laufen hielt. »Geld spielt keine Rolex« war einer unserer dummen Saufsprüche in solchen Nächten, der versinnbildlichte, dass es uns jetzt einzig und allein um den Rausch ging, egal, was der kostete.

Mein letzter Drink war ein Wodka Red Bull aus einem Plastikbecher. Als ich um vier Uhr morgens den Club verließ, stellte ich den leeren Becher auf die Bar und fühlte mich gleichzeitig unsicher und befreit. Das war's jetzt erst mal, dachte ich, und wusste überhaupt nicht, wie ich das gerade einordnen sollte. Vielleicht war ich zum Einordnen auch einfach zu dicht. Meine Party hatte mich euphorisiert und beglückt, wie sollte das in Zukunft ohne Promille funktionieren? Mir erschien es unmöglich, dreihundertfünfundsechzig Tage und Nächte auf den nächsten Rausch warten zu können, Joker hin oder her. Aber wer weiß.

Ich saß im Taxi nach Hause, alleine, und so fühlte ich mich auch. Mein Jahr der Abstinenz begann, und die Perspektive machte mir Lust und Angst, diese Herausforderung mutete an wie eine riesige Welle, die ich reiten oder die mich unter sich begraben konnte.

Kapitel 3

Mein Rausch

Der Mann, mit dem ich am liebsten über meine Zweifel an meinem Trinkverhalten gesprochen hätte, mit dem ich tage- und nächtelang über den Alkohol und uns Männer hätte diskutieren und streiten wollen, der mir als Inspiration und Ratgeber hätte dienen können, lebt nicht mehr. Mein Vater Joachim Hutt, Journalist und bacchantischer Genussmensch, starb vor über zehn Jahren in Hamburg. Er legte sich eines Mittags hin und schlief ein, nicht einmal sechzig Jahre alt. Ich werde nie erfahren, warum er so früh gegangen ist, schaffe es noch immer nicht, sein Grab zu besuchen. Ihm dieses Buch zu widmen, bleibt ein schaler Trost für so vieles, was wir nicht mehr zusammen erleben durften, die Geburt und das Aufwachsen meiner Tochter und ja, auch die Aufarbeitung unserer Trinkerei.

Ich hoffe, er wäre stolz auf mich, wenn er mitbekäme, wie ich versuche, unser Verhältnis zum Alkohol zu analysieren und zu hinterfragen, auf dass andere Väter und Söhne von unseren Erfahrungen lernen und einige davon vermeiden können. Vielleicht wäre er auch wütend und würde mir widersprechen, mich für meine Selbstentblößung rügen und meine Kritik an unserem Trinkverhalten zurückweisen, aber darauf kann ich keine Rücksicht nehmen. Verzeih mir, Vater, für mich ist diese Aufarbeitung überfällig. Ich möchte nicht den Rest meines Lebens zu Charlie Sheen an den Tresen flüchten müssen, weil ich es ohne ihn nicht auf die Reihe bekomme.

Den Vater meines Vaters habe ich nie kennengelernt, er starb vor meiner Geburt. Ich habe kein Foto von meinem Opa, weiß nichts über ihn, seine Person sollte anscheinend in unserer Familiengeschichte keine Rolle spielen. Mir wurde lediglich erzählt, dass er ein Alkoholiker und mit der Erziehung meines Vaters überfordert gewesen war. Meine Großmutter hatte sich früh von ihm getrennt und meinen Vater bei ihm zurückgelassen.

Joachim Hutt, sieben Jahre nach Ende des Zweiten Weltkriegs geboren, war von seiner Kindheit an auf sich gestellt, ein Autodidakt aus Mangel an Alternativen. Er absolvierte seinen Wehrdienst bei der Bundeswehr und eine Ausbildung zum Schriftsetzer und Drucker, machte danach Karriere als Journalist, erst in München, anschließend in Hamburg, der einstigen deutschen Hauptstadt der Printpresse. Er arbeitete sich zum stellvertretenden Chef vom Dienst bei der *Münchner Abendzeitung* hoch, schrieb Reiseführer und Kochbücher, leitete die Lokalredaktion der *Hamburger Morgenpost* und wurde Textchef beim renommierten Verlag Gruner & Jahr. Aus seinem Büro konnte man auf den Hamburger Hafen blicken, was ich immer wahnsinnig toll fand, wenn ich ihn besuchte.

Seine Laufbahn begann bei der *Abendzeitung* in München, der Stadt, in der ich aufwuchs und heute wieder lebe. In den 1980er-Jahren residierte die *Abendzeitung* stolz in einem mehrstöckigen Gebäude in der Sendlinger Straße, nicht weit vom Marienplatz. Damals waren Journalisten noch keine von der Künstlichen Intelligenz oder dem Aussterben bedrohte Berufsgattung, sondern angesehene Chronisten des politischen und bunten Lebens, die in jedem Lokal der Stadt einen Tisch bekamen.

Ich erinnere mich, dass ich als Bub Angst vor dem Paternoster hatte, der die verschiedenen Etagen der Redaktion der *Abendzeitung* verband. Im Büro meines Vaters roch es nach Druckerschwärze und Zigaretten. Selbstverständlich trank die Belegschaft während der Arbeit Alkohol, aber das nahm ich damals noch nicht bewusst wahr. Mich faszinierte vor allem, wie die Entwürfe der Zeitungsseiten per Rohrpost durch das Gebäude verschickt wurden.

Zu Hause sah ich meinen Vater selten. Er arbeitete im Schichtdienst, auch an Sonntagen, kam häufig nachts heim, wenn ich schon schlief. Morgens duschte und föhnte er sich, bevor er wieder in die Redaktion fuhr, der Geruch seines Eau de Toilette war das Einzige, was mir von ihm noch eine Weile blieb, nachdem er die Wohnungstür hinter sich zugezogen hatte. Wenn er nicht arbeitete, dann erholte er sich oft mit seinen Kollegen bei Bobby, Wirtin einer stadtbekannten Kneipe in der Sendlinger Straße, oder bei gutem Wetter im Biergarten, zum Beispiel im Hirschgarten, wo das Augustiner-Bier aus großen Holzfässern in die Masskrüge geschenkt wurde. Nahm er mich mit in den Hirschgarten, durfte ich Zuckerwatte bestellen, die Rehe füttern und Karussell fahren.

Am Tisch mit meinem Vater, seinen Freunden und Kollegen wurde immer heftig diskutiert und gelacht, und ich war mit fünf, sechs Jahren natürlich viel zu jung, um hinter all den Masskrügen ein Problem zu erkennen. Zwei Dinge aber prägten sich mir damals ein: Diese Biergartenrunden bestanden in der Regel ausschließlich aus Männern, sie wollten anscheinend unter sich sein. Und es blieb nie bei einer Mass, getrunken wurde, bis die Lichter ausgingen, nicht nur die über den Bierbänken. Zufall oder nicht, aber als ich anfing, mich mit meinen Freunden in Biergärten zu treffen, sahen unsere Runden genauso aus – männlich und besoffen.

Manchmal fuhr mein Vater auf Recherche für einen Artikel oder ein Buch nach Frankreich, Italien oder in die Pfalz, und wenn er mir Jahre später von diesen Reisen erzählte, dann war jedes Erlebnis in irgendeiner Form an Alkohol gebunden, der rote Faden seiner Erinnerungen der Genuss, meist auch in Form von unzähligen Flaschen feinsten Weines, den er mit seinen Freunden unterwegs zu fantastischen Abendessen getrunken hatte. Am Gardasee, das habe ich mir gemerkt, gab es eine Osteria, in der auf einem Servierwagen exzellentes Bollito misto, verschiedene Arten gekochtes Fleisch, serviert wurde, dazu trank man ausgewählte Rotweine aus dem Veneto oder der Toskana. Mein Vater besuchte diese Osteria auf fast jeder Fahrt in den Süden.

Ich war sieben Jahre alt, als er von einer dieser Reisen nicht mehr nach Hause kam. Er wohnte bald mit seiner neuen Lebensgefährtin in einer Wohnung nicht weit von der *Abendzeitung*-Redaktion im Asamhof, später zogen sie nach Hamburg. Meine Schwester und ich blieben bei unserer Mutter in München, die nun alleinerziehend mit mehreren Jobs zwei Kinder versorgte. Auch ich war jetzt auf mich allein gestellt, ein neuer Autodidakt, der seinen Weg finden musste.

Damit wir uns nicht falsch verstehen: Ich übernehme für jeden guten und jeden verdammten Tropfen Alkohol, der jemals über meine Lippen in meinen Rachen geflossen ist, die volle Verantwortung. Weder mein Vater noch mein unbekannter Großvater, meine Mutter, ehemalige Partnerinnen, Kollegen, Freunde, Bad Karma, die Gesellschaft, der Zeitgeist oder jemand anderes haben Schuld daran, dass ich gerne und viel ge- und mich ein paarmal zu oft betrunken habe.

Dennoch, und das mag wie ein Widerspruch wirken, hatte ich als junger Kerl, der in der bierseligen Stadt München aufwuchs, nicht die freie Wahl, wenn es ums Trinken ging. Alkohol konsumieren war wie Führerschein machen. Es stand nicht im Gesetzbuch, trotzdem musste hier jeder Halbstarke seine Prüfung absolvieren, sich beweisen, wenn er dazugehören wollte. Die Jungs, die mit sechzehn, siebzehn, achtzehn Jahren nicht mitrauschten, waren so selten zu finden wie die, die in diesem Alter nicht Auto fahren wollten.

Ich bin überzeugt, dass der Alltagsalkoholismus deutscher Männer seine Wurzeln in unserem Aufwachsen hat, weil das Trinken ein verpflichtender Teil unserer Sozialisierung ist. Von unseren Vätern vorgelebt, fühlt es sich normaler an, an diesem männlichkeitsdefinierenden Ritual teilzunehmen, als sich ihm zu entziehen. Mir fällt ein einziger Freund ein, der in meiner Teenagerzeit nicht mittrank. Er wurde ausgegrenzt und gemobbt. Auch von mir.

Die Bewertung unserer Männlichkeit steht früh in einem Abhängigkeitsverhältnis dazu, wer mit wem, was, wo und wie viel trinken geht. Im ländlichen Bayern ist es

Brauch, dass Väter ihren Daumen ins Bierglas stecken und ihre Söhne im Kleinkindalter daran lutschen lassen, damit sie sich früh an den Geschmack gewöhnen. Von Anfang an wird einem eingeprägt, dass das Bier mehr ist als ein alkoholisches Getränk oder gar eine gefährliche Droge. Es ist Lebensgefühl, Belohnung, Kulturgut, Gemütlichkeitsermöglicher, omnipräsente Fest- und Alltagsbegleitung. Wer Teil der Clique sein will – und wer will das bitte nicht, wenn die Persönlichkeit noch nicht gefestigt ist –, setzt sich auf die Bierbank und trinkt mit, das gehört sich einfach so.

Ich werde im Laufe dieses Buches von Erfahrungen berichten, die aufzeigen, dass diese traurige Psychodynamik aus den meisten Männern nicht mehr herauszubekommen ist, der bewusst oder unbewusst abgespeicherte Gruppenzwang des Biergartens bis in ihren heutigen Alltag, häufig mit Ehefrau und Kindern, Bestand hat. Mit zunehmendem Alter setzt in vielen Fällen nicht Reife und Reflexion in Bezug auf ihren Alkoholkonsum ein. Das unbeschwerte jugendliche Trinken entwickelt sich stattdessen zum routinierten Alltagsalkoholismus, den man sich schönredet, während man kreativ Anlässe zum Trinken sucht und findet, die gesellschaftlich toleriert sind.

Glücklich und zufrieden macht das nicht, aber aufzuhören oder sich zumindest kritisch mit dem Feierabendbier auseinanderzusetzen, schaffen die wenigsten. Verdrängen und weiterprosten ist bequemer. Der Sog ist so stark, dass weder im Suff entzogene Führerscheine noch alkoholbedingte Krankheits- und Todesfälle bei älteren Bekannten und Verwandten, deren Alkoholkonsum zu schweren gesundheitlichen Problemen geführt hat oder die sogar daran gestorben sind, abschreckend genug wirken, um die

Sauferei sein zu lassen. »Der kann aber ordentlich was vertragen« bleibt ein Kompliment, kein Anlass zur Sorge.

Ich habe einige Freunde, die mit dem Rauchen aufhörten, als sie Väter geworden sind. Das Nikotin und andere Giftstoffe in Zigaretten machen nicht weniger abhängig als Alkohol. Trotzdem gelang es meinen Freunden nach jahrzehntelanger Qualmerei relativ problemlos, sich von ihrer Sucht zu befreien. Ich glaube, das liegt auch daran, dass man gesellschaftlich mit Lob und Anerkennung belohnt wird, wenn man auf Marlboro oder Lucky Strike verzichtet. Wer in einer heiteren Abendrunde berichtet, dass er sich in Zukunft die Zigaretten spart, dem wird gratuliert. Großartig, dass deine Klamotten nicht mehr stinken. Super, dann musst du im Winter nicht mehr vor die Kneipe in die Kälte zum Rauchen. Toll, mit dem gesparten Geld kannst du dir einen schönen Urlaub gönnen.

Interessanterweise verhält es sich mit Alkohol genau andersherum, dabei ist der nicht weniger schädlich. Ich kenne keinen einzigen Vater, der zur Geburt seines Kindes mit dem Trinken aufgehört hätte, im Gegenteil. Babystress mit schlaflosen Nächten macht durstig, ich weiß, wovon ich rede. Und in der heiteren Abendrunde wird man erst komisch angeschaut, wenn man erzählt, dass man nichts mehr trinkt, und dann ausgefragt, als leide man an einer seltenen Krankheit. Auch hier weiß ich mittlerweile, wovon ich rede. Auf meine Erlebnisse als Abstinenzler in Abendrunden gehe ich später ausführlich ein.

Ich trank meine ersten Biere, als ich dreizehn oder vierzehn Jahre alt war, heimlich mit meinen Freunden im Schrebergarten, ganz genau kann ich das nicht mehr sagen. Was ich noch weiß, ist, dass ich mir den Ekel vor dem bitteren Geschmack des Bieres mühsam abgewöhnen musste. Ich trank anfangs oft Radler, Bier mit Limonade, oder Weißbier mit Cola. Ohne süße Beimischungen bekam ich das Bier kaum herunter. Ich trank aber mit, weil ich unbedingt dazugehören wollte und weil ich den Effekt des Betrunkenseins von Anfang an absolut reizend fand, ich schnell süchtig nach dem euphorisierenden und realitätsverändernden Effekt wurde, den der Alkoholrausch mit sich brachte.

Ich war für mein Alter in der Pubertät sehr groß, hatte früh einen Bart und kam immer problemlos an alkoholische Getränke, schon lange vor meinem achtzehnten Geburtstag. Ich kann mich auch nicht daran erinnern, dass meine Freunde und ich im Biergarten, Supermarkt oder im Nachtleben nach unserem Alter gefragt worden wären, wenn wir Bier oder Wodka kauften und konsumierten. Das sah man eher entspannt, Umsatz schlug Gesundheit, dabei waren wir anfangs noch nicht einmal ausgewachsen. Die Preisschwelle für Bier in München war so niedrig, dass meine Freunde und ich uns unsere ersten Räusche von unserem Taschengeld leisten konnten. Damals kostete eine Oktoberfestmass noch weniger als zehn Mark. Den ein oder anderen Kasten Augustiner stibitzten wir aus den Kellern unserer Familien. Lausbubenstreiche.

Die Toleranz von Eltern und Lehrern gegenüber betrunkenen und am nächsten Tag verkaterten Halbwüchsigen schien keine Grenzen zu kennen. Im Gymnasium wurde Sexualkundeunterricht, aber kein vernünftiger Umgang mit Alkohol gelehrt und vorgelebt. Lehrer tranken auf Klassenfahrten mit uns. Bei Schulfesten rauschten Lehrer, Eltern, Kollegstufler und Zehntklässler gemeinsam. Einige

Eltern konnten ihre Kinder nicht früh genug in die hohe Kunst des Weintrinkens einführen, als sei Alkohol weniger toxisch, wenn er in Form einer teuren Flasche Riesling Kabinett daherkommt.

Wurde im Hof von Schloss Blutenburg im Münchner Westen im Frühjahr Weinfest gefeiert, betranken wir uns mit badischen Weinen, die wir nicht in Gläsern, sondern in Flaschen kauften. Als an diesem Wochenende im Frühjahr einmal die Schülerinnen und Schüler vom Frankreich-Austausch bei uns wohnten, nahmen wir sie mit, ohne dass das jemanden gestört hätte. Ja mei, es war halt Weinfest, da berauschten sich eben auch die Fünfzehnjährigen.

Dieselbe Gleichgültigkeit begegnete uns auf dem Oktoberfest, wo Jugendliche und Erwachsene miteinander feierten. Der ehemalige bayerische Ministerpräsident Günther Beckstein sagte einmal in einem Interview, er halte es für vertretbar, wenn man nach zwei Mass Bier auf dem Oktoberfest mit dem Auto nach Hause fahre, und erhielt für diese Einstellung sogar noch Zustimmung. Der Rausch gehört einfach dazu, so die Botschaft. Wieso sollten wir Jugendlichen auch nur eine Sekunde innehalten und unseren Alkoholkonsum hinterfragen, wenn uns diese Grundhaltung vorgelebt wurde?

Es gibt heute immer noch Wiesn-Zelte, die dafür bekannt sind, dass sie vor allem von minderjährigen Gymnasiasten besucht werden. Das regt niemanden auf, schließlich muss man über Wichtigeres schimpfen, die Mass ist auch schon wieder teurer geworden!

Für mich stand weder der Geschmack noch der Reiz des Verbotenen im Mittelpunkt, wenn ich mich als Jugendlicher betrank. Ich erlebte nicht nur, dass immenser Alkoholkonsum selbstverständlich zum Alltag meines Vaters, seiner Freunde und Kollegen gehörte, sondern wie die, die besonders viel vertragen konnten, zu Legenden stilisiert, wie Trinker in Erzählungen gefeiert wurden, als sei das eine erstrebenswerte Karriere. Rock'n'Roll schien Selbstzerstörung zu beinhalten. Die Heldinnen und Helden meines Vaters – Charles Bukowski, Janis Joplin, Joe Cocker, Keith Richards – waren für ihre Alkoholexzesse so bekannt wie für ihre Bücher oder Songs. Auch meine Idole aus Film und Fernsehen sah ich selten ohne eine Flasche oder ein Glas in der Hand auf der Bühne, dem TV-Bildschirm oder der Kinoleinwand.

Ich reihte mich ein in die männliche Tradition des Trinkens und überwand im Rausch meinen Minderwertigkeitskomplex, den ich als Sohn getrennter Eltern mit mir herumtrug. Als Scheidungskind wurde ich Mitte der 1990er-Jahre stigmatisiert, ich wurde bemitleidet und belächelt. Zu der Zeit blieben Eltern noch zusammen, ungeachtet dessen, wie es um ihre Beziehungen stand. Eine befreundete Mutter lud mich einmal nach dem Tennistraining fürsorglich zum Essen ein. Auch wenn es mir materiell an nichts mangelte, so machte es mir doch zu schaffen, dass ich von scheinbar perfekten gutbürgerlichen Familien in Doppelhaushälften, die zweimal im Jahr in den Urlaub fuhren und an Weihnachten zusammen die Christmette besuchten, umgeben war. Ich passte da irgendwie nicht rein.

Im Rausch aber zählten andere Faktoren als die finanziellen Möglichkeiten unserer Familien. Betrunken gehörte ich dazu. Da wurde ich sogar zum Anführer. Ich traute mich dann, zu tanzen und junge Frauen anzusprechen, und erarbeitete mir in meiner Clique den Ruf eines etwas verrückten und mutigen Draufgängers, weil ich gut aussah und beim Feiern keine Hemmungen hatte.

Als wir anfingen, in Bars und Clubs zu gehen, ersetzte der Wodka oft das Bier, was bei mir dazu führte, dass ich sehr schnell betrunken war und mich am nächsten Tag nicht mehr an alles erinnerte. Ich hatte keinen Notschalter der Vernunft, der mich vor Abstürzen bewahrte. Ich suchte auch keinen, weil das, was ich im Vollrausch anstellte, nicht diskreditiert wurde, sondern mir den Respekt meiner Freunde einbrachte. Krass, Felix, warst du wieder drauf letzte Nacht, hast du wieder geballert, was für ein unendlicher Spaß!

In meiner Jugend war der Alkoholrausch für mich ausschließlich positiv besetzt. Ein großes Abenteuer, der Geschmack der Freiheit, die Möglichkeit, für eine Nacht loszulassen, in eine anarchisch unregulierte Parallelwelt abzutauchen, die Realität mit Wodka Red Bull auszublenden. Meine Freunde und ich tranken meist an Wochenenden, wenn wir abends länger rausdurften. Ich war Leistungssportler, ein guter Tennisspieler, wollte Wimbledonsieger werden, trainierte nach der Schule und spielte an Wochenenden häufig Turniere. Meine Möglichkeiten, mit den anderen auszugehen, waren begrenzt, aber wenn sich mal eine bot, dann »schoss ich mich ab bis nach Okinawa«, eines unserer Synonyme für einen Vollrausch.

Besonders heftig stürzte ich ab, wenn ich bei einem Tennisturnier früh verloren hatte. Ich nahm Niederlagen persönlich und verarbeitete die Kränkung mit meinen Jungs im Opera, Parkcafé oder Nachtwerk, Münchner Clubs, die wir zu der Zeit gerne besuchten. Druckabbau als Trinkmotiv, eine traurige Geschichte, aber das kapierte ich noch nicht. Wenn schon kein Sieger auf dem Tennisplatz, dann wenigstens ein berauschter Discochampion, der knutschte.

Ich erhielt ein Stipendium für ein Studium in den USA. Dort brauchte ich ältere Freunde, um an Bier und Wodka zu kommen, weil Alkoholausschank an Personen unter einundzwanzig Jahren verboten war, was mich und meine Teammates aus der Tennismannschaft aber nicht von kollektiven Besäufnissen abhielt. Wir feierten Springbreak in Panama City Beach in Florida, und ich schüttete am ersten Tag am Strand über einen Biertrichter so viel Budweiser in mich hinein, dass ich das restliche Wochenende in einem dunklen Zimmer und auf der Toilette unseres Hotels verbrachte. Schauten wir in unseren Apartments auf dem Universitätscampus American-Football- oder Basketballmatches im Fernsehen an, tranken wir dabei selbstverständlich Bier und stürzten Tequila-Shots.

Meinen einundzwanzigsten Geburtstag, meine amerikanische Volljährigkeit, feierten wir mit einer Party in unserer Wohngemeinschaft. Ich schnitt am Vorabend Früchte in eine Schüssel und schüttete zwei Flaschen Wodka darüber. Ananas und Honigmelonen absorbierten über Nacht den Alkohol. Als auf der Party auch die Gäste zugriffen, die noch nicht trinken durften oder die nicht trinken wollten, weil sie in der Schüssel eine alkoholfreie Fruchtbowle vermuteten, waren sie schnell betrunken. Einige mussten sich übergeben, worüber meine Buddies und ich uns kaputtlachten. What a party, man!

Kam ich in den Semesterferien nach Hause, holte ich mit meinen Freunden die verlorenen Abende nach. Wir gingen feiern, ich hatte nichts Besseres zu tun.

Als mein Stipendium in den USA nach vier Jahren abgelaufen war, zog ich zurück nach München. Ich hatte Spanisch und Journalismus studiert, wollte Reporter werden, nachdem es zum Tennisprofi nicht gereicht hatte. Ich war bei meiner Mutter ohne Fernseher aufgewachsen, hatte schon immer gerne Artikel in Zeitungen und Magazinen und nonfiktionale Sachbücher gelesen, bewunderte die großen Reporterinnen und Reporter der *ZEIT*, der *Süddeutschen Zeitung* und des *SPIEGEL*, wie Marie-Luise Scherer, Jürgen Leinemann, Stefan Aust, Herbert Riehl-Heyse und Cordt Schnibben.

Mein Vater schlug mir vor, ein Praktikum in einer Redaktion zu machen. Ich verhielt mich nicht ungeschickt, absolvierte bald ein duales Volontariat beim Burda-Verlag und an der Deutschen Journalistenschule, wurde danach übernommen und hatte mit dreiundzwanzig Jahren auf einmal einen Vertrag als Jungredakteur bei der Illustrierten *Bunte*. Ich verdiente genug, um mir eine kleine Wohnung in der Münchner Maxvorstadt und ein selbstständiges Leben zu leisten.

Ich las Bücher aus der Ära des New Journalism, von Tom Wolfe über Gay Talese bis Hunter S. Thompson, verehrte Filme wie *Wild at Heart* mit Nicolas Cage und *Fear and Loathing in Las Vegas* mit Johnny Depp und Benicio del Toro, und wohin auch immer ich in dieser Welt der Popkultur blickte, sah ich Männer, die als echte Männer galten, weil sie tranken. In der TV-Serie »Californication«, die ein paar Jahre später erschien und die ich bis heute für ihre Dialoge feiere, spielte David Duchovny den Schriftsteller und Frauenheld Hank Moody, der bei jeder Gelegenheit ein Whiskeyglas oder eine Bierflasche in der Hand hielt, Bestseller schrieb und dabei auch noch aussah wie ein Armani-Model. Glaubte man, was über Ernest Hemingway oder Hunter S. Thompson berichtet wurde, konnte ein guter Text eigentlich nur betrunken entstehen. »Hemingway trank nicht jeden Tag sechzehn Daiquiris. Oft war es nur die Hälfte«[8], lautete ein Zitat über ihn. »Dann war ich viele Jahre lang betrunken, und dann starb ich«, beschrieb sich F. Scott Fitzgerald selbst[9], einer meiner Schriftstellerhelden. In »Faserland« von Christian Kracht, dem prägendsten Roman meines Universums, soff sich der namenlose Ich-Erzähler durch Deutschland, von Jever-Pils über Prosecco und Apfelwein bis zu Brandy Alexander und Screwdrivern war ihm alles recht, Hauptsache es knallte. Lemmy Kilmister, mittlerweile verstorbener Sänger und Mastermind von Motörhead, verkörperte das Bild eines echten Rockers, der sich scheinbar schon morgens mit Jack Daniels die Zähne putzte, und der die Sauferei mit seiner ablehnenden Haltung gegenüber dem Establishment verband, Rausch und Rebellion vereinte. Es war diese Kultivierung der Kunst und Kreativität in Verbund mit dem Trinken, die mich anzog. Was konnte es Cooleres geben, als ein rasantes Leben zu führen, darüber zu schreiben und dabei zu trinken?

In meinem Job als *Bunte*-Redakteur ging es auch sofort zur Sache. Ich interviewte Udo Jürgens, Paul Simon und Sheryl Crow, feierte mit Prominenten auf dem Deutschen Filmball, in Käfers Wiesn-Schänke auf dem Oktoberfest und bei der Bambi-Gala. Ich kaufte mir Hugo-Anzüge und Prada-Schuhe, leaste einen Audi und düste mit meinem Freund Daniele nach Ligurien in den Urlaub, wo mich die

Redaktion anrief, ich solle doch mal schnell nach Marbella, wichtige Recherche. Ich kippte Grappa mit meinem Chef, während wir Texte redigierten. Ich trank Champagner, beruflich, und Wodka Red Bull, privat mit meinen Jungs. Ich schlief mit meiner Freundin, mit meiner Nachbarin, mit Kolleginnen, mit der Schwester und später der Mutter eines Freundes, ich schlief mit jeder, die mit mir schlafen wollte, nur nüchtern schlief ich selten. Einmal feierten wir in der Münchner Diskothek P1, und danach schlief ich mit meiner Freundin und ihrer Freundin, weil der Rausch uns hemmungslos unsere Fantasie ausleben ließ.

Mein Vater und ich flogen nach Toulouse und fuhren von dort an den Atlantik, weiter Richtung Norden bis San Sebastián im Baskenland. Ich war aus seiner Sicht nun vollwertiges Mitglied der alkoholisierten Genussgesellschaft. Ein richtiger Mann. Ich arbeitete, ich verdiente Geld, ich trank. Wir aßen mittags in Biarritz Krebse und Austern, schauten den Surfern beim Wellenreiten zu und stießen mit Weißwein an, einem ganz feinen Tropfen, den man hier unbedingt probiert haben musste. In San Sebastián stromerten wir durch die Altstadt, Pintxos und Cañas (Tapas und Bier) bis zum Abwinken, und irgendwann stand ich alleine in einer Diskothek nicht weit vom Strand und versoff die letzten Euro, die mir mein Vater zugesteckt hatte, weil, die Zeche ging immer auf ihn, welcher Vater ließ denn schon seinen Sohn bezahlen?

In Hamburg feierten wir einmal seinen Geburtstag. Begannen mittags, schön Daydrinking, Pils auf Pils und noch mal Pils, und zur Abrundung den ein oder anderen Kurzen. Gegen Abend gesellte sich die Nachbarin, die über der Kneipe wohnte, zu uns. Sie hatte lange schwarze Haare, war wunderschön und mindestens fünfzehn Jahre älter als ich. Nach ein paar Drinks nahm sie mich mit zu ihr nach oben. Wir küssten uns, und sie zog sich aus, doch bei mir ging nichts mehr, ich war viel zu betrunken. So verpasste ich meinen Mrs-Robinson-Moment, aber dafür hatte ich ja zuvor meine Reifeprüfung unten am Tresen erfolgreich bestanden.

Ich arbeitete und feierte wie im Rausch, und der Rausch war mein ständiger Begleiter. Alkohol fehlte an keinem dieser Abende. Ich hatte guten Sex, wenn ich es nicht völlig übertrieben hatte, aber viele Nächte waren auch ein Totalausfall, Don Promillo und gleichzeitig ein Held in den Laken sein, das gab es eben nur bei Hank Moody und im Kino. Die Kater steckte ich weg wie ein Profi. Keine Melancholie, kein Innehalten, Spezi und Schnitzel, und weiter ging's. Ich schaute nur nach vorne, nie zurück, das Ziel war immer der nächste Exzess, der nächste Aufriss, die nächsten Legenden aus der Nacht, die meine Freunde und ich uns erzählen konnten. Das neue Jahrtausend war angebrochen und aus dem unsicheren Scheidungssohn ein vermeintlich tougher Typ geworden, dem an keiner Tür der Stadt der Einlass verwehrt wurde.

Nach einer weiteren Nacht im P1 fuhr ich in meinem Audi nach Hause, es war doch immer gut gegangen. Tatütata, einmal pusten bitte. Neun Monate Führerscheinentzug, fast dreitausend Euro Strafe, bye bye, Audi, willkommen in der Flensburger Verkehrssünderkartei. Spätestens jetzt hätte ich schon einmal anfangen können mit dem Reflektieren und Hinterfragen meiner Trinkerei, aber das sollte noch mehr als zwanzig Jahre auf sich warten lassen.

Kapitel 4

Auf der Suche nach der rosa Wolke

Der erste Eintrag in mein Tagebuch:

> 2. Februar 2023: Tag Eins ohne Alk. Felix, der Kater, in der Früh Kopfweh, Aspirin, später Kohldampf, Carbonara, Pizza, Spezi, leichte Depri, irgendwann am Nachmittag Rausch abgebaut, könnte sofort weitertrinken, abends noch zwei Spezi, zappe im TV herum, so kaputt, dass ich bei der Tagesschau fast einschlafe.

»Die Anfangszeit der Nüchternheit ist allerdings in den meisten Fällen überraschend schön. Von vielen wird sie als ›pink cloud‹ oder ›rosa Wolke‹ beschrieben. Bei einigen kommt dieser Zustand früher, bei anderen später, aber fast jeder erlebt ihn«[10], versprach der Berliner Autor Daniel Schreiber in seinem autobiografischen Sachbuch *Nüchtern*. Das Wohlgefühl einer rosa Wolke als Ersatz für meine stornierten Alkoholräusche klang vielversprechend, aber wie lange würde es dauern, bis ich sie fand? Würde sie mir überhaupt begegnen? Existierte dieses Phänomen wirklich, oder war es ein Hirngespinst Schreibers? Und sollte es diese rosa Wolke geben, was kam danach, wenn sie weiterzog und ich ohne sie mit meinem neuen nüchternen Alltag zurechtkommen musste?

Vor mir türmten sich zu Beginn meines Selbstversuchs so viele Fragen auf, dass ich mich vor lauter Unsicherheit erst mal auf einen Rat besann, den ich den Anonymen Alkoholikern zuordnete: Tag für Tag angehen und nicht zu langfristig planen, sonst überwältigt einen die Aufgabe. Nicht an ein komplettes Jahr Abstinenz denken, bestehend aus dreihundertfünfundsechzig langen Tagen und Nächten, sondern sich morgens freuen, wenn man wieder einen Abend ohne Alkohol bewältigt hat. Ich beschloss, nichts zu erzwingen und mich nicht zu sehr unter Druck zu setzen, nicht in den Fluss zu springen und gegen die Strömung anzuschwimmen, wie Lachse, die einen Platz zum Laichen suchen. Ich wollte am Ufer sitzen, jeden Tag aufs Neue aufs Wasser schauen, dabei jeden Tag aufs Neue nichts trinken. Mein Abstinenzjahr auf mich zufließen lassen.

Das Einzige, zu dem ich mich ohne Wenn und Aber verpflichtete, war mein Tagebuch. Ich dokumentierte ab dem 2. Februar 2023 lücken- und schonungslos jedes Ereignis, jeden Erfolg, jede Begegnung, Überraschung, Unsicherheit, Versuchung und Prüfung. Ich führte das Tagebuch auf meinem Smartphone, damit ich es ständig aktualisieren konnte, und ergänzte es mit Fotos und Videos, die ich von meiner Reise zur Abstinenz sammelte. Ich kuratierte nicht, was ich eintrug, belog mich nicht selbst, sondern ließ meine Gefühle und Erfahrungen so roh und authentisch stehen, wie ich sie empfunden hatte, als ich sie aufschrieb.

Ich wurde für das Tagebuch zum Objekt meiner eigenen Berichterstattung. Es war anstrengend und oft auch nervig, aus sich selbst herauszutreten, um sich zu beobachten und sein eigenes Verhalten zu analysieren, in der Hoffnung einer objektiven Selbstbeurteilung, die es natürlich nicht gab. Aber unabhängig davon, wie sich dieses Jahr entwickeln würde, ob ich nach zwei Wochen wieder mit Wodka Red Bull in der Disco stand oder nach sechs Monaten Volvic-Kur ein neuer Mann geworden war – meinem Tagebuch würde ich es erzählen.

Zur Vorspeise in der Pizzeria Mario in Schwabing bestellte ich am Mittag nach meiner Geburtstagsfeier Spaghetti Carbonara und sagte dem stirnrunzelnden Kellner, ja, genau, zur Vorspeise, nicht als Hauptgang, und bitte die große Portion mit extra viel Parmesan, danach die Pizza Vesuvio, mit Peperoni und scharfer Salami, und bitte noch Chiliöl an den Tisch bringen, danke, und ein großes Spezi mit Eiswürfeln und einen doppelten Espresso, ja, vor dem Essen, den zweiten trinke ich dann danach. Die Blicke vom Nachbartisch auf die Unmengen an Kohlenhydrate, die ich verschlang, ignorierte ich, schließlich hatte ich fundamentale Bedürfnisse zu befriedigen.

Der erste Tag meines neuen Lebens begann wie zu viele Tage meines alten – verkatert. Am Morgen bekam ich außer einer Aspirin nichts herunter, am Mittag setzte dann der große Hunger ein, auf das Fressgelage folgte gereizte Müdigkeit. Ich hatte das so oft durchexerziert, wusste genau, was mich erwartete und wie ich mich verhalten musste, um den Tag zu bewältigen. Ich widerstand der Versuchung, mal schnell mit zwei, drei Konterbieren im Wirtshaus der postalkoholischen Melancholie zu entfliehen, den Rausch wieder anzuheizen. Ohne die Endorphine und Euphorie der vergangenen Partynacht fühlte sich der vor mir liegende Abend eher traurig an. Ich fühlte mich wie ausgehöhlt und ging zeitig ins Bett.

Am nächsten Morgen aß ich in der Lufthansa-Lounge am Münchner Flughafen Würstchen mit Rühreiern, Schnittlauch, viel Salz und noch mehr roter Tabascosauce. Mann, war ich groggy. Tag Zwei nach einem Exzess warf mich häufig mehr um als der Katertag direkt danach, weil mein internes Botensystem nun realisierte, dass es tatsächlich ohne Alkohol auskommen musste.

Vor der Lounge hatte ich englische Touristen gesehen, die Dosenbier tranken, und ich hätte mir am liebsten auch ein Weißbier eingeschenkt, mein Körper lechzte nach Nachschub. Stattdessen folgte ich mit meinen fettigen Würstchen einer Regel, die ich mir auferlegt hatte, um über die ersten Tage zu kommen. Es war mein persönlicher Felix-Hutt-Kompromiss, er stand in keinem Lehrbuch, ich nannte ihn »Alles außer Alk«: Spaghetti, Steak, Spezi, Schokolade, Scharfes, Süßes, Saures, Superburger, superkalorienhaltige Sünden – ich durfte essen und trinken, auf was ich Lust hatte, solange es keinen Alkohol enthielt. Die Vorstellung, ohne Bier und Gin Tonic zu leben, machte mir schon genug Stress, da wollte ich mich nicht mit Diätregimenten zusätzlich unter Druck setzen. Ob ich ohne Alkohol abnahm oder nicht, war erst mal zweitrangig. Wahrscheinlich nicht unbedingt das Konzept, das Ernährungsguru Bas Kast oder hochdekorierte Suchtexperten empfohlen hätten, war mir aber egal. Ich musste mich selbst bestechen, um die ersten Tage zu überstehen.

Der Fahrer, der mich vom Flughafen Köln-Bonn zu meinem Arbeitgeber, dem Fernsehsender RTL, brachte, fragte, woher ich komme, und als ich ihm sagte, aus München, begann er, mir gleich von einem Sommerurlaub zu erzählen, den er in Bayern mit viel Paulaner-Bier vom Fass verbracht hatte, eiskalt sei das an den Tisch gekommen, immer wieder, wie herrlich. Der Arme konnte ja nicht wissen, dass Lobeshymnen auf bayerisches Bier gerade das Letzte waren, was ich hören wollte. Ich schwieg.

Wir fuhren an Brauhäusern vorbei, sie hießen Düx und Gaffel, auch in Köln war Biertrinken fest im Alltag der Einheimischen integriert. Auf ein Kölsch ging man mit Arbeitskollegen, um etwas Berufliches zu besprechen, mit Familie und Freunden, mit oder ohne Anlass, eigentlich immer und überall. Da ich die schweren Halbliterbiere aus München gewohnt war, kam mir das Kölsch in seinen 0,1-Liter-Gläschen ein bisschen lächerlich vor, aber ich hatte dafür umso schneller getrunken und mir jedes Mal verlässlich meine Kopfschmerzen am nächsten Morgen verdient. Der Verzicht auf das Biertrinken-Gehen bedeutete auch in Köln den Verlust eines Teils des sozialen Lebens. Ich absolvierte meine Termine im Sender und reiste dann zurück nach München.

6. Februar 2023: Erdbeben in der Türkei, Erdbeben in meiner Ehe, tausend Gründe um zu tanken, aber ich halte durch. Freude am Viktualienmarkt, da trinken wirklich welche Weißwein mittags am Suppenstand, fühle mich fast schon ein bisschen erhaben.

An diesem Montag, während aus der Türkei die ersten Meldungen über ein verheerendes Erdbeben eintrafen, beendete ich bei einem Spaziergang an der Isar nach mehr als vierzehn Jahren eine Beziehung, die mir alles bedeutet hatte und aus der das wunderbarste Wesen meines Lebens entstanden war, meine Tochter. Unter normalen Umständen hätte ich heute meinen Kumpel Charlie Sheen getroffen und ihn so lange umarmt, bis ich sturzbetrunken nach Hause getorkelt und angezogen vor laufendem Fernseher eingeschlafen wäre. Ach ja, und dann am nächsten Abend gleich noch mal, weil, der Schmerz hätte sich dank des Katers bis ins Unerträgliche potenziert, und meine bevorzugte Lösung, um die trommelnde Waschmaschine da oben zu beruhigen, wäre eben ein Besuch bei Charlie am Tresen gewesen.

Gott sei Dank half mir heute Toni, mein alter Freund, so etwas wie mein großer Bruder, eine unbezahlbare Stütze. Wir trafen uns im Schumann's, und Toni hörte mir zu, beruhigte mich. Ihn interessierte nicht, dass ich hier zum ersten Mal kein Pils und keinen Whiskey Sour bestellte, ihn interessierte, dass es mir mit meiner Entscheidung besser ging, oder zumindest so gut, dass ich nicht völlig verzweifelte. Toni wusste, dass das Auseinanderbrechen meiner Familie in mir, dem Scheidungskind, die schlimmsten Traumata hervorrief. Er hatte die Krisen meiner Ehe mitbekommen und mir mit seinem Rat immer wieder geholfen, sie einigermaßen auszuhalten. Ihm gelang es, mir nahezubringen, die andere Seite mitzudenken und meine eigene Position zu hinterfragen. »Kritik ist die höchste Form der Liebe«, war einer meiner Lebenssätze, und Toni enttäuschte mich nie. Er gehörte auch nicht zu den Freunden, deren Männlichkeit sich darüber definierte, was und wie viel sie tranken, obwohl er als Autor regelmäßig über

Alkohol schrieb. Bei ihm musste ich nicht trinken, konnte einfach reden und traurig sein.

»Felix, alles okay?«, fragte mich Alexis, einer der beiden griechischen Chefkellner, mit denen ich mich über die Jahre in vielen schönen betrunkenen Nächten angefreundet hatte. Er wunderte sich über meine Ingwerlimonade. »Komme gerade vom Sport, heute mal ruhig, weißt schon«, wiegelte ich ab, weil ich nach diesem Tag nicht die Energie hatte, ihm zu erklären, dass ich nicht nur meine Ehe, sondern auch meine Beziehung zum Alkohol beendet hatte. Würde ich ihm beim nächsten Besuch erzählen.

Charles Schumann kam zu uns an den Tisch. Er betrachtete Toni wie einen Ziehsohn, sie stammten beide aus der Oberpfalz. Egal, wie voll es im Schumann's war, für Toni fand der Chef immer einen Tisch. Wenn wir Glück hatten, brachte er ein Käsebrot mit, ein Stück Apfeltarte mit Sahne oder einen Drink, zu dem er uns eine Anekdote aus seinem Leben erzählte. Was er immer dabeihatte, war eine charmant vorgetragene Beleidigung, die unser Gespräch unterbrach und uns erheiterte. Wir Stammgäste mochten »den Charles« für seine knurrige Art, kannten sein liebes und großzügiges Wesen und schätzten unseren aufmerksamen Gastgeber.

Charles Schumann hatte mit seiner American Bar am Odeonsplatz eine Institution erfunden, einen der wenigen weltstädtischen Orte in meinem sympathisch provinziellen München. Im Schumann's konnte man Kulturschaffende, Unternehmensberater, Fußballstars, Juristen, Neureiche, Medienfuzzis, Modeopfer, Prominente und Adabeis beobachten, es war ein herrlicher Laufsteg der Eitelkeiten. Professionell ausgebildete Barkeeper mischten Cocktails und Longdrinks, die mir häufig viel zu gut schmeckten.

Im Schumann's wirkte das Trinken stilvoll, obwohl es, zumindest bei mir, demselben Zweck diente wie in der Fußballkneipe, nämlich sich im Laufe eines Abends die Lichter auszuschießen. Aber die Promilleanreicherung fühlte sich elitärer an, wenn man mit einem Gin Basil Smash anstieß, während eine bekannte Tatortkommissarin am Nachbartisch Rinderfilet mit Bratkartoffeln aß. Da war ich immer gerne sitzen geblieben und hatte bestellt und bestellt. Kostete auch mehr, mein schöner Schumann's-Rausch, aber was soll's, dafür betrank ich mich mit tout Munich, und außerdem waren diese Abende doch auch super wichtig zum Netzwerken. Äh, nein.

Die Vorstellung jedenfalls, das kommende Jahr nüchtern im Schumann's zu verbringen, und das auch noch als Neu-Single, die haute mich in diesem Moment ziemlich um. Und doch, das Schumann's war stets das Mekka meines Alkoholismus gewesen und sollte nun auch zur Hauptarena des Hutt'schen Kampfes – Rausch versus Abstinenz – werden.

»Beruhig dich, geh heim und versuch zu schlafen«, sagte Toni zum Abschied. Ich schaffte es tatsächlich an diesem verreckten Tag nüchtern nach Hause. Hätte ich nicht für möglich gehalten.

10. Februar 2023: Sonne, mittags Läufchen, muss
unterbrechen, schaffe meine Runde nicht, paar Tage
trocken, mir geht's bescheiden, Durchfall, Kopfweh,
schlaf abends um neun ein, antriebslos, keine
rosa Wolke, eher Bock auf ein Bio-Helles und eine
Ochsensemmel in der Sonne auf dem Viktualienmarkt
mit Otto, habe ständig wahnsinnige Lust auf

Süßes, Krapfen, Kirschschorle – ist Zucker meine Ersatzdroge?

Ich schwitzte und stank, duschte mich dreimal am Tag, weil ich meine eigenen Ausdünstungen, für die ich die Entgiftung verantwortlich machte, nicht ertrug. Ich hatte einen trockenen Mund und Heißhunger auf so seltsame Dinge wie Schokomüsli mit Vollmilch, dabei mochte ich eigentlich weder Müsli noch Milch. Fühlte mich matt und von allem überfordert. Die kleinste Kleinigkeit ließ mich aus der Haut fahren. Fand ich keinen Parkplatz oder wurde mir einer vor der Nase weggeschnappt, explodierte ich hinter dem Lenkrad und bekam einen Tobsuchtsanfall. Mir fehlte mein Stoff zum Betäuben und Runterkommen. Ich sah mich von Triggern umzingelt, im Supermarkt, in meinem Viertel, überall die bekannten Restaurants, Kneipen und Bars, die Verfügbarkeit und Versuchung des Alkohols, der mich jagte und anlockte, wie ein Bär in seiner Höhle, komm, Hutt, komm rein zu mir und sauf mit, da geht's dir gleich wieder besser, da vergisst du deine Beziehungsprobleme, schien er mir zuzuflüstern. Ich war nicht in der Lage, mich mit diesen Reizen und Herausforderungen auseinanderzusetzen, sah keine andere Möglichkeit, als mich ihnen zu entziehen, mich zu isolieren.

Ein Kollege lud zum Fischessen und Weißweintrinken ein, ein befreundeter Kitavater ins Wirtshaus, und am Faschingsdienstag fangen wir vormittags auf dem Viktualienmarkt an, bist schon dabei, Hutti, oder? Nein danke, Leute, tut mir leid. Ich schob eine Grippe vor oder wichtige Jobtermine. Misstraute mir selbst, hatte Angst vor meinem Fuck-it-Gen, das mir zu oft ein Bein gestellt hatte.

Irgendwann war mir bislang immer auch der beste Vorsatz egal gewesen, wenn es um einen rauschigen Abend ging, das konnte ich nicht riskieren. Ich hatte mir mühsam meine ersten Tage ohne Alkohol erarbeitet, darauf wollte ich aufbauen. Der gesellige Felix Hutt zu bleiben, nur ohne mitzutrinken, misslang komplett. Ich brachte meine Tochter ins Bett, duschte, igelte mich mit meinem Schokomüsli vor Netflix ein, Zähneputzen, Lesen, Gute Nacht, weit vor Mitternacht.

> 14. Februar 2023: furchtbarer Triggeralarm schon morgens im Bett, erste große Herausforderung, abends Champions League gucken, FC Bayern München gegen Paris St. Germain mit Neymar und Messi, in der Kneipe 35 mm beim Mathäserkino mit Roland und Otto, absolute Trinkerconnections seit meiner Jugend, wird heftige Sprüche geben. Wie soll ich da nichts trinken? Entweder sage ich ab, verdorbener Magen, oder ich sage, dass es mir grad nicht bekommt. Scheiße, Dilemma, was mache ich, wenn's spannend wird, ich Bock auf ein Helles habe?

Eine Cola light, bitte. Verdutzte Blicke. Meine Ausrede: Lebenskrise, heute ist Valentinstag, der erste nach der Trennung, sehr tough. Von meinem Selbstversuch erzählte ich noch nichts. Traute ich mich nicht. »Ah geh, mit Cola light wurde noch keine Lebenskrise gelöst«, sagte Otto und winkte ab. Er war mein Trauzeuge, einer meiner ältesten Freunde, unsere Beziehung: dreißig Jahre die Höhen und Tiefen zusammen erlebt, dreißig Jahre ausgegangen, dreißig Jahre gute und einige weniger gute

Räusche. Kriselte es in meiner Ehe, rief ich Otto an. Zog ich um, schleppte er meine Waschmaschine in den dritten Stock. Otto organisierte Daydrinking-Events und viele der lustigen Abende. Bei ihm liefen die Fäden zusammen, er war Unternehmer, Gastronom und ein herausragender Netzwerker. Seine Meinung galt, und die artikulierte er in Bezug auf meine Cola light ohne Umschweife. Was würde er bloß sagen, wenn er erfuhr, dass ich nicht nur heute Abend, sondern ein Jahr lang nicht mittrinken wollte?

Roland machte es mir etwas leichter, er haderte selbst mit seiner Trinkroutine, jedoch nicht genug, um sie zu ändern. Einmal habe er ein paar Wochen ohne Alkohol ausgehalten, erzählte er gleich, sich aber dann doch für ein Leben mit dem Rausch entschieden. Otto sah unser Trinkverhalten nicht als Problem. Roland schon, aber als eines, mit dem man sich besser arrangierte. Er war ein Feingeist, der Philosophie studiert hatte, ein dunkelhaariger, gut aussehender Bonvivant, Spitzname »der Grieche«, der nach dem Scheitern seiner Ehe das Leben genoss, und dazu gehörten für ihn Old Fashioned und Negroni. Wir drei hatten uns kennengelernt, da war Helmut Kohl noch Bundeskanzler gewesen, und wenn wir uns trafen, hatten wir immer Durst.

Ein Helles für Roland, eines für Otto, eine Cola light für mich, erste und zweite Runde, dann war Halbzeit, und vor der dritten Runde der nächste Versuch: »Jetzt trinkst aber eins mit.« Nein. Die zweite Halbzeit sehr spannend, alle schön abgelenkt, Bayern München gewinnt eins zu null. Seht ihr, Cola light bringt Glück. Jaja. Bei den Kurzen nach Abpfiff fragte mich schon keiner mehr, die tranken sie ohne mich. Ich spazierte durch die kalte Nacht nach Hause, stolz und verwirrt. Ich konnte also Nein sagen, wenn ich wollte, das war die erste von vielen positiven Überraschungen, die dieses Jahr für mich parat hielt. Ich war stark geblieben, hatte die Feuertaufe bestanden, aber was meine Freunde wohl von mir dachten? Im Hey Luigi brannte noch Licht, absacken mit Charlie Sheen lockte, runterkommen vom Nicht-trinken-Stress mit einem anderen guten Freund, wie ironisch wäre das denn jetzt? Darf gerade nicht, Charlie, gute Nacht.

Nach diesem ersten nüchternen Fußballabend realisierte ich, wie hart es werden würde, meinen Plan, dabeizubleiben, ohne mitzutrinken, so umzusetzen, dass meine Freundschaften nicht darunter litten. Ich entzog mich nicht nur einem Ritual, das wir seit Jahrzehnten pflegten, sondern wollte ja auch noch meine Freunde dabei beobachten, wie sie weitertranken. Und mir ihre Zustimmung holen, darüber zu schreiben, was ich sah und wie ich das, was ich beobachtete, bewertete. Ich würde uns hinterfragen und unser Verhalten kritisieren müssen, das schien mir unvermeidbar. Nur, wie sollte ich das anstellen, ohne sie vor den Kopf zu stoßen? Unsere Freundschaften waren mir wichtiger als dieses Buch.

Ich weihte sie bald ein – erst Roland und Otto, dann nach und nach alle meine Freunde – und bat sie um Erlaubnis, reportieren zu dürfen. Keiner wies mich ab. Fortan verheimlichte ich mein Vorhaben nicht mehr und hörte langsam auf, mich zu Hause zu verstecken. Hatte neben allen anderen Zielen die Hoffnung, dass es zu regen Diskussionen kommen würde und meine Freunde irgendwann in meinem Selbstversuch auch einen Mehrwert für sich erkannten.

Als ich mich dann aber tatsächlich unseren Trinkgewohnheiten entzog und die seit Jahrzehnten eingezogenen Pfade des Geselligseins und Feierns (nie ohne Alkohol) verließ, gestaltete sich die Sache schon schwieriger. Mich erstaunte, wie ablehnend einige meiner Freunde reagierten. Ich wurde belächelt, sarkastisch verspottet.

»Ein Jahr ohne Alkohol? Wirklich? Über was man heute schon alles Bücher schreiben kann! Wen interessiert denn so was?«

»Sicher, das haben schon viele versucht, und dann kam der Rebound schneller, als sie schauen konnten!«

»Sonst hast keine Probleme?«

Die erste Reaktion vieler meiner Freunde war häufig die Negation, dass überhaupt ein Problem existieren könnte, die Abgrenzung zu meinen Zweifeln an unserem Alkoholkonsum. Schön und gut, dein komischer Selbstversuch, lieber Felix, aber deine Sorgen teile ich nun wirklich nicht. Je emotionaler ihre Ablehnung ausfiel, desto klarer wurde mir, dass der jeweilige Freund auch nicht mit seinem Trinkverhalten im Reinen war. Sie könnten jederzeit aufhören, sagten viele, wenn sie wollten. Wollten sie aber nicht, wegen der Geselligkeit, des Genusses. Nein, im Gegensatz zu mir hätten sie am Morgen danach keine Selbstzweifel, kämen gut mit den Katern klar. Sie fühlten sich von mir provoziert oder waren genervt, weil ich dieses Aufhörenkönnen, das vermeintliche Die-Dinge-im-Griff-Haben, infrage stellte. Bald war meine Anwesenheit in Dinnerrunden und auf Partys jedes Mal aufs Neue Anlass für Diskussionen über unsere Trinkroutinen, obwohl ich das Thema nicht mehr von mir aus ansprach, nur in Ruhe mein Wasser trinken und mich mit heiteren Gesprächen von meinem Stress ablenken wollte. Ungefragt erzählten sie mir von ihrem Umgang mit Alkohol, und die wenigsten waren selbstreflektiert genug, sich einzugestehen, dass der hochwertige Whiskey nach Feierabend nichts mit Lebenskultur zu tun hatte, vor allem, wenn man ohne ihn nicht mehr einschlafen konnte.

»Bist jetzt glücklicher, ohne?«, fragte eine Bekannte.

»Was ist Glück?«, entgegnete ich.

Keiner meiner Freunde motivierte mich, mein Ziel zu erreichen. Stattdessen wurde ich immer und immer wieder darauf hingewiesen, dass mein Selbstversuch überflüssig sei, weil der Rausch zu unserem Leben gehöre und den Alltag durchaus bereichere, vor allem das Ausgehen mache ohne Alkohol doch keinen Sinn. Es sei doch nicht die Schuld des Rauschmittels, wenn ich es nicht moderat genießen könne, ermahnten mich die Schlaumeier.

»Wann wirst du endlich wieder normal?«, fragte mich ein Freund.

»Ich bin froh, wenn dieser Scheiß vorbei ist und wir wieder zusammen trinken«, sagte mir ein anderer.

Für mein letztes Buch *Lucky Loser*[11] war ich um die Welt gereist, hatte in exotischen Ländern Profi-Tennisturniere gespielt, mit dem Ziel, es in die Weltrangliste zu schaffen. Las ich heute das Buch, erschrak ich, wie häufig darin Alkoholräusche vorkamen, vor allem nachdem ich Konflikte und Enttäuschungen zu bewältigen hatte, als nach Matches die Anspannung und der Druck von mir abgefallen waren, und ich den Alkohol benutzt hatte, um runterzukommen. In einem Kapitel beschrieb ich, wie ich mich einmal so heftig betrank, dass ich mich in der Dusche übergeben musste, während ich mich mit meiner Frau auf einer Turnierreise in Kapstadt befand. Nicht einmal in Pakistan, wo Alkohol per Gesetz verboten war, verzichtete ich auf Bier, bestellte mir für teuer Geld über einen Hausmeister heimlich Dosen aufs Hotelzimmer. Keine Leserin und kein Leser hatte mich nach der Lektüre auf meinen Alkoholkonsum angesprochen. Meine Sauferei schien offensichtlich nicht einmal im Kontext eines Sportbuchs negativ aufzufallen.

Mir hatten damals der Zuspruch und die Anteilnahme meiner Freunde an meinem Weltranglistenprojekt enorm geholfen. Sie hatten mich aufgebaut, wenn ich unterwegs den Glauben verloren hatte, es mir schlecht gegangen war, weil ich mich verletzt hatte oder einsam in meinem Hotelzimmer in Islamabad gelegen war. Mich hatte ein Unterstützungsapparat voller Zuspruch und Sympathie umgeben, auf den ich jederzeit zurückgreifen konnte.

Dieses Mal war ich auf mich allein gestellt. Niemand feuerte mich an. Die Abstinenz schien im Gegensatz zur Tennis-Weltrangliste kein erstrebenswertes Ziel zu sein. Es bot mir niemand an, anzurufen, wenn ich nicht mehr weiterwusste, weil ich unbedingt Alkohol trinken wollte. Gab keinen, der mich zu alternativen Aktivitäten animierte, zum Wandern aufforderte oder zu einem Theaterbesuch.

Ich konnte ihr Verhalten nachvollziehen, denn ich hätte vor meiner Auszeit auch wenig Verständnis für einen Abstinenzler aufgebracht. Zu selbstverständlich waren unsere Freundschaften an den Gruppenzwang des Mittrinkens gebunden. Ich konnte nicht voraussetzen, dass die anderen spürten, wie wichtig mir mein Selbstversuch war, aber mir nun erklären, warum Daniel Schreiber nach *Nüchtern* ein Buch mit dem Titel *Allein* geschrieben hat. Die Vehemenz, mit der auf meine selbstkritische Betrachtung unserer Trinkgewohnheiten reagiert wurde, die skeptische Distanz meiner Freunde, das Kleinmachen einiger, zeigte mir, dass ich einen wunden Punkt getroffen hatte. Die Heftigkeit des Verneinens, Abwiegelns und Wegwischens überzeugte mich, dass hier nicht nur bei mir etwas im Argen lag.

Der Bayern-München-Abend bewies mir aber auch, dass ich in der Lage war, den gefährlichsten Gegner zu besiegen – mich selbst. Ja, Otto und Roland ließen mich ihre Irritation über meine Cola light spüren, aber sie hatten mich nicht ausgegrenzt oder gar beleidigt. Sie waren überrascht und artikulierten diese Überraschung, wollten mich zum Anstoßen überreden und nahmen mich ein bisschen auf den Arm, aber in Wahrheit saß der Feind nicht neben mir am Tisch, sondern in meinem Kopf. Ich machte mir selbst den meisten Druck. Redete mir ein, dass ich beim Fußballabend auch Helles trinken musste, um dazuzugehören. Fühlte mich fremd, fast nackt, ohne Bier inmitten der besoffenen Fans in der Kneipe, dabei interessierte sich niemand für mich und mein Getränk.

Dieser innere Diskurs zwischen der Stimme der Versuchung, die mich zum Mitmachen animierte, und der neuen Stimme der Vernunft, die mich davon abhalten wollte, belastete mich ungeheuer. Die Gedanken an den Fußballabend ohne Alkohol hatten schon die Tage zuvor alle anderen überfrachtet, als hätte ich eine Prüfung zu absolvieren, von der mein Leben abhing. Unentspannt war noch eine milde Beschreibung meines seelischen Zustands. Dieser Kampf in meinem Kopf zog so viel Energie ab, dass ich nach dem Spiel erschöpft ins Bett gefallen war. Um ihn zu gewinnen, um dauerhaft abstinent zu leben, musste ich die beiden Stimmen miteinander versöhnen. Diesen Lärm da oben, dieses ständige »Trink mit!« vs. »Trink nicht!« würde ich langfristig nicht aushalten, würde rückfällig werden, einfach nur, um das Gezanke zu ersticken, dessen war ich mir sicher.

An Aschermittwoch begann die Fastenzeit, bis Ostern stand mir jetzt vierzig Tage lang eine gesellschaftsfähige Ausrede für meine Abstinenz zur Verfügung, vergelts Gott. Musste ja keiner wissen, dass ich schon lange aus der katholischen Kirche ausgetreten war und dem Atheismus frönte.

Ich traf Adrian im Schumann's, genoss meinen Espresso und stilles Wasser. Er war längst eingeweiht. Auch Chefkellner Alexis und sein Kollege Vasili wussten nun Bescheid. Alexis erzählte mir, dass er jedes Jahr drei Monate nicht trank, um sich zu reinigen. Vasili waren mein Selbstversuch und mein Buch egal. Obwohl sie an der Quelle der feinsten Drinks arbeiteten, sah ich sie nie im Schumann's Alkohol konsumieren. Wahrscheinlich verging einem die

Lust, wenn man Nacht für Nacht mitbekam, was der Stoff mit Menschen wie mir anstellte.

Adrian war ein erfolgreicher Start-up-Unternehmer. Er hatte auch eine Tochter und Erfahrung mit Trennungen, hörte mir zu und beriet mich, aber vor allem lenkte er mich mit anderen Themen ab, brachte mich zum Lachen. Bloß nicht zu ernst nehmen, dieses Leben, das war sein Motto.

Vor Beginn meines Selbstversuchs hatten wir im Schumann's Steak gegessen und Cocktails bestellt. Unser Favorit hieß Mark Twain, unter anderem mit Scotch und Angostura Bitter zubereitet. Ich redete jetzt offen mit Freunden wie Adrian über meine Probleme und Sorgen im Umgang mit meiner Trinkerei, die mich zu diesem radikalen Schritt bewogen hatten, ein Jahr lang abstinent zu bleiben. Ich genierte mich nicht mehr, wie in den ersten Tagen, als ich Angst vor ihren Reaktionen hatte, fürchtete, sie würden in mir nicht mehr den Felix Hutt sehen, von dem ich mir wünschte, dass sie ihn mochten.

An diesem Abend stellte sich heraus, Adrian hatte all die Jahre mitgeprostet, weil er dachte, er müsse mir mit seiner Trinkfestigkeit imponieren, meinem Tempo am Glas standhalten. Zum Essen möge er gar keinen Alkohol, sagte er jetzt, er bevorzuge Cola zero. Als ich den Druck rausnahm, nicht mehr einen Drink nach dem anderen bestellte, trank Adrian einen einzigen Mark Twain zum Dessert, das reichte ihm. Er konnte Maß halten und nach einem Cocktail aufhören, wie beneidenswert. Ich hatte ihn anscheinend die ganze Zeit mitgezogen, das machte mir ein schlechtes Gewissen. Wie bequem wäre das Narrativ gewesen, Felix Hutt, seit Jahrzehnten Opfer des männlichen Mitmachzwangs und der bösen patriarchalen Saufgesellschaft! Aber so einfach ließen sich meine Exzesse – und ihre Wirkung auf andere – leider nicht erklären.

> 2. März 2023: Tennistraining, fühle mich leichter und schnaufe nicht mehr so. Einen Monat ohne Alkohol geschafft. Schon bisschen stolz. Sollte fröhlich sein, aber sehne mich gleichzeitig nach einem guten Rausch in Gesellschaft. Stattdessen abends alleine Salat mit Karotten und Petersilie. Kann's langfristig nicht sein irgendwie, blöde Askese.

Suchtmediziner kalkulieren für die akute Entgiftung zwei bis drei Wochen ein, für die anschließende Entwöhnung bis zu drei Monate. Ich hatte meine Entgiftung nach einem Monat ohne Alkohol überstanden. Auf einmal war der Schweißgestank verschwunden, als wäre alles Schlechte aus meinen Poren entwichen. Ich roch mich wieder gerne, die Nüchternheit als angenehmes Deodorant. Ich schlief jetzt wie ein Baby und musste in der Nacht nicht auf die Toilette. Meine Leber schlummerte ohne die Spätschichten nach den Saufgelagen friedlich. Ich verliebte mich in das Gefühl beim Wachwerden, wenn der Geist ansprang und ich noch schlaftrunken realisierte, dass ich nichts zu bereuen, keinen Kater und keinen verlorenen Tag vor mir hatte. Ich trank nicht mehr literweise Wasser, um das Dehydrieren, das der Alkohol mit sich brachte, auszugleichen. Meine Haut schuppte sich nicht mehr wegen der Austrocknung. Ich benötigte keine Aspirin oder Ibuprofen, um die Nachwehen der Räusche zu bekämpfen. Hatte mehr Zeit und verbrachte diese vor allem mit meiner Tochter.

»Eine Johannisbeersaftschorle bitte«, sagte ich im Restaurant.

»Aber Papa, du trinkst doch immer Bier«, sagte die Dreijährige.

Ich lächelte sie an. Mit dem Bier verschwanden auch Leberkässemmel, Schweinebraten mit Knödel und Co. aus meinem Leben. Meine Verdauung verlief problemlos, weil ich meinem Darm keine Fressattacken mit Augustiner-Betankung zumutete. Ich verlor etwas Gewicht. Schnarchte nicht mehr. Beim Tennis sprintete ich Bällen hinterher, die ich früher verloren gegeben hatte. Auf dem Laufband im Fitnessstudio rannte ich zehn Kilometer in fünfzig Minuten, ohne Anstrengung. Ich meldete mich für den München-Marathon an.

Ich sah das Leben klarer, wie bei einer Fastenkur. Konnte mich besser konzentrieren, las Bücher, machte Puzzle mit meiner Tochter, ließ mich nicht von meinem Smartphone ablenken, fand ein bisschen Ruhe. Ohne den alten Rhythmus von Rausch und Kater lichtete sich der Nebel in meinem Kopf, und es entspann sich ein schöner neuer Alltag, der viel Zeit bereithielt, die es zu füllen galt, damit sie sich nicht zur Leere entwickelte, die mich wieder zum Trinken führte. Mit jedem weiteren alkoholfreien Tag, den ich auf mein Abstinenzkonto einzahlte, wuchs meine Hoffnung, die Herausforderung bewältigen zu können.

War sie das, meine rosa Wolke? Wahrscheinlich. Dieser erste Rausch der Nüchternheit fühlte sich nicht an wie der Höhepunkt einer durchfeierten Nacht, eher wie ein Orgasmus, dem man seine explosionsartige Wirkung genommen und sein Glücksgefühl in Millionen Partikel von Seelenruhe und innerer Balance gestreckt hatte. Nach fünf, sechs Wochen Abstinenz bestand mein Leben aus Mikrohöhepunkten, die in ihrer Wirkung nicht an die Ekstase des Rausches heranreichten, mich aber meinem Ziel näher brachten, ein ausgeglichenerer Mann zu werden.

Doch trotz meiner rosa Wolke traute ich mir noch nicht zu, diesen temporären Wohlfühlzustand ohne Alkohol in meinem Kopf in etwas Langfristiges, Lebensveränderndes umzuwandeln. Je voller mein Abstinenzkonto wurde, desto größer wurde auch meine Angst, alles zu verspielen. Draußen lag wieder Schnee, und in mir dominierte das Thema Alkohol. Rund um die Uhr stritten die Stimmen der beiden Gegenpole. Sie waren in den letzten Wochen manchmal ein bisschen leiser gewesen, aber nie verstummt. Wenn ein Abendessen oder eine Party anstand, es einen Anlass gab, bei dem ich normalerweise den Trinkaugust spielen würde, steigerte sich ihr Streitgespräch zu Terror in meinem Kopf. »Vollkommen langweilig, so ein sauberes, einsames Leben«, schrie die Stimme der Versuchung, »du brauchst endlich wieder einen Rausch mit deinen Freunden, um dich zu entspannen und deine Festplatte auf null zu stellen«, woraufhin die Stimme der Vernunft entgegnete, dass ich vielleicht ein langweiligeres, aber dafür ein gesünderes Leben führen würde. Es ging hin und her, und ich fühlte mich wie ein Kampfabstinenzler, über den Simon Borowiak in *Alk* im Vergleich zum Kampftrinker schrieb: »Der eine ist im menschlichen Kontakt mindestens so eindimensional wie der andere.« Und weiter, sehr treffend für meine aktuelle Gefühlslage: »Was bringt es mir, wenn ich vor Alkohol-Krieg nicht mehr weiß, wie sich Frieden anfühlt?«[12]

Ich sehnte mich aber nach Frieden. Musste die Trennung von meiner Frau und meinen anstehenden Auszug aus unserer Wohnung mit meinem Beruf als Reporter und meinem Vatersein vereinbaren, das war anstrengend und belastend genug. Ich wollte mit mir ins Reine kommen, ja, aber ohne mich dabei selbst aufzureiben. Ich brauchte Energie, um meinen neuen Alltag zu bewältigen. Setzte auf Zeit, hoffte, dass die Abstinenz Gewohnheit werden, die Stimme der Versuchung leiser, der Krieg in meinem Kopf abebben würde.

6. März 2023: Zu erkennen, dass einem etwas nicht guttut, obwohl es schmeckt und es einfacher ist, Ja als Nein zu sagen, ist Reife, keine Schwäche. Habe ich mich geweigert, erwachsen zu werden, deshalb am Rausch meiner Jugend festgehalten? Oder wurde ich zu schnell erwachsen und habe das Kind in mir betäubt?

Ich traf mich mit Roland und Otto, um das Rückspiel zu schauen. Bayern München gewann zwei zu null. Seht ihr, sage ich doch, kein Gegentor, seit ich Cola light trinke, der trockene Hutt als Glücksbringer. Sie grinsten gequält. Otto prophezeite mir ein einsames Jahr als nüchterner Single, der auf jeder Party um zehn Uhr abends gähnen würde, weil man ohne Alkohol schneller müde würde. Er hatte vielleicht mit einigen Prognosen recht, nur sah ich gerade in der Müdigkeit keinen Nachteil, konnte es gar nicht erwarten, früh ins Bett zu kommen und meinen neuen, wertvollen Schlaf auszukosten. Wenn ich dann im Morgengrauen aufwachte, hörte ich den Vögeln zu, die vor meinem Schlafzimmerfenster zwitscherten, während es langsam hell wurde.

Ich besuchte die Geburtstagsfeier von Mario, der in diesem Jahr heiraten und Vater von Zwillingen werden würde. Mario hatte mich zu seinem Trauzeugen ernannt und mit der Organisation seines Junggesellenabschieds beauftragt. Optimales Jahr für große Feiern, aber konnte er ja nicht ahnen, dass ich zum Abstinenzler werden würde. Er hatte mir auch seine Wohnung zur Nachmiete überlassen, weil er und seine Frau mit den Zwillingen ein größeres Zuhause brauchten. Nach wochenlanger nervenzehrender Wohnungssuche würde ich im Mai ausziehen.

Mario und ich hatten zum ersten Mal gegeneinander Tennis gespielt, als wir dreizehn Jahre alt gewesen waren, uns aus den Augen verloren und vor fünfzehn Jahren wieder getroffen. Seitdem spielten wir gemeinsam in einer Mannschaft, auf dem Platz und am Tresen.

Ich holte mir auf der Party ein alkoholfreies Bier aus dem Kühlschrank und hatte Glück, niemand bemerkte es. Kein Alkohol, kein Thema heute Abend, wie angenehm. Als ich auf dem Heimweg einen Bekannten mitnahm und absetzte, fiel mir auf, wie mein Nüchternsein langsam Routine wurde, wie selbstverständlich ich zu einer Feier mit dem Auto kam und am nächsten Morgen ausgeruht und fit meine Tochter in die Kita brachte. Ich hatte zwei Monate ohne Alkohol geschafft und mir bewiesen, dass ich durchhalten konnte. Ich fühlte mich wohl. Meine rosa Wolke umhüllte und wärmte mich. Hoffentlich blieb sie noch ein wenig, denn sie tat mir gut.

Kapitel 5

Bin ich ein Alki?

Erzählte ich von meinem Ziel, ein Jahr lang keinen Alkohol konsumieren zu wollen, dann stellten mir meine Gesprächspartner meist bald zwei Fragen, die sie besonders umzutreiben schienen:

»Trinkst du denn wieder, wenn dein Selbstversuch vorbei ist?«

»Bist du ein Alki?«

Die Antwort auf die erste Frage fiel mir leicht, auch wenn sie mein Gegenüber selten befriedigte:

»Ich weiß es noch nicht, lass es auf mich zukommen.«

Um die zweite Frage zu beantworten, stellte ich eine Recherche in Studien und der Literatur an, bei Ärztinnen und Ärzten, Psychiatern, Suchtexpertinnen und Suchtexperten. Im Gegensatz zu einem Schlüsselbeinbruch oder entzündeten Blinddarm lässt sich Alkoholabhängigkeit nicht anhand eines Röntgenbildes diagnostizieren. Zwischen alkoholbedingter lebensbedrohender Leberzirrhose und vermeintlich harmlosem Gelegenheitstrinken existiert eine Grauzone, so groß und unübersichtlich wie die Wüste Gobi.

Die Ergebnisse meiner Recherchen habe ich in diesem Kapitel zusammengefasst. Jede Alkohol konsumierende Leserin und jeder Alkohol konsumierende Leser kann nach der Lektüre mit sich selbst klären, wie ihre und seine Antwort auf die Frage nach einer Alkoholabhängigkeit ausfallen würde, wenn sie und er sie auch ehrlich beantworten würden. Diese Ungewissheit zu konfrontieren und sie, soweit dies möglich ist, aus dem Weg zu räumen, steht allen offen. Mir hat dieser Prozess sehr gutgetan, mein Leben positiv verändert.

Meine Freunde und Bekannten stellten mir die Frage, ob ich ein Alkoholiker sei, nicht nur, weil sie sich um mich sorgten, sondern weil sie sie auch für sich selbst beantwortet haben wollten. Sie fragten nicht direkt, eierten herum, gaben besorgte Neugier vor. Alki war ein großes, böses Wort, das man beim Brunch mit Avocado-Frischkäse-Bagel und Hafermilch-Cappuccino besser mied. Aber da sich unser Trinkverhalten vor meiner Auszeit geähnelt hatte, würde mein »Ja, ich bin ein Alki« bedeuten, dass sie sich mit der gleichen Diagnose abzufinden hätten. Ihnen würde die Legitimation entzogen, ihren eigenen Alkoholkonsum als unproblematisch betrachten zu dürfen. Ein schwieriger Schritt, denn bislang schien doch klar: Man trank vielleicht zu oft einen über den Durst, und ja, man sollte häufiger mal vom Gas gehen, schon allein wegen der Kinder, aber eine Alkoholikerin, ein Alkoholiker? Nein, also, so schlimm ist es nun wirklich nicht, ich bitte dich.

Beginnen wir mit ein bisschen Theorie, keine Sorge, dauert nicht lange. Alkohol entsteht, wenn Bakterien oder Hefen Zucker abbauen, ein biochemischer Prozess, der als Gärung bekannt ist. Alkohole sind Stoffwechselprodukte von Mikroorganismen, die seit Jahrtausenden als Rausch- und Genussmittel benutzt werden.[13] Die Droge gelangt über Magen und Dünndarm direkt ins Blut, weshalb der Alkoholrausch schön schnell einsetzt, bevor die Promille am Ende des Kreislaufes in der Leber abgebaut werden müssen. Dabei werden Substanzen freigesetzt, die der Leber Schaden zufügen können.[14] Nach der offiziellen Definition von Alkoholabhängigkeit nach ICD 10 (ICD steht für »International Classification of Diseases and Related Health Problems«, der ICD-Code ist eine global angewandte Einordnung von medizinischen Diagnosen) der Weltgesundheitsorganisation liegt eine Alkoholabhängigkeit vor, wenn mindestens drei der folgenden Kriterien zeitgleich in einem Monat, oder wiederholt während eines Jahres, auftreten:

- Ein starkes Verlangen oder eine Art Zwang, Alkohol zu konsumieren
- Verminderte Kontrollfähigkeit, was den Beginn, die Beendigung und die Menge des Konsums betrifft
- Körperliches Entzugssyndrom, wenn Alkoholkonsum abgesetzt oder reduziert wird
- Toleranzentwicklung gegenüber den Wirkungen von Alkohol. Um die durch geringere Mengen Alkohol erreichte Wirkung zu erreichen, sind immer höhere Dosen nötig
- Vernachlässigung anderer Interessen zugunsten der Alkoholeinnahme

- Fortdauernder Alkoholgebrauch trotz nachweislich eindeutiger Schäden, zum Beispiel Leberschädigung[15]

Ohne Alkohol wäre Deutschland ein besseres Land, davon bin ich überzeugt. Alkohol ist die deutsche Volksdroge und richtet den größten Schaden am Volk an. Keine Substanz ruiniert uns mehr, gesundheitlich und finanziell. Fast acht Millionen Deutsche zwischen achtzehn und vierundsechzig Jahren konsumieren Alkohol in gesundheitlich riskanter Form, rund 1,6 Millionen Deutsche gelten als alkoholabhängig, und bei weiteren neun Millionen wird das Trinkverhalten als problematisch eingestuft. Laut dem Alkoholatlas des Deutschen Krebsforschungszentrums der Helmholtz-Gesellschaft verursacht schädlicher Alkoholkonsum durch alkoholbedingte Krankheiten, Unfälle und Arbeitsausfälle in Deutschland jährliche Kosten in Höhe von rund 57 Milliarden Euro. Mehr als 74 000 Menschen, das ist einmal das ausverkaufte Berliner Olympiastadion, sterben in Deutschland jedes Jahr an den Folgen ihres Alkoholkonsums, 62 000 davon wegen einer allein durch Alkohol verursachten Erkrankung.[16] Jede zehnte Straftat wird unter Alkoholeinfluss begangen. Bei jedem zweiten Fall von häuslicher Gewalt, meist zum Schaden von Frauen, ist Alkohol im Spiel. Diese Statistiken variieren von Jahr zu Jahr ein wenig, doch ihre Botschaft bleibt immer gleich: Wir Deutschen trinken viel zu viel. Alkohol kann an der Entstehung von über zweihundert Krankheiten beteiligt sein. Dazu gehören verschiedene Krebsarten, Leberzirrhose, Herzmuskelschaden, Gastritis, Bauchspeicheldrüsenentzündung, Herz-Kreislauf-Erkrankungen, Typ-2-Diabetes sowie Schädigungen des

Gehirns (zum Beispiel Alkoholdemenz) und des Nervensystems.[17]

Auch in unseren deutschsprachigen Nachbarländern sind die Zahlen deprimierend. In Österreich konsumiert jeder vierte Erwachsene in gesundheitsgefährdendem Ausmaß Alkohol, 340 000 Österreicherinnen und Österreicher gelten als süchtig.[18] In der Schweiz hat jede dritte Bürgerin, jeder dritte Bürger mindestens eine Person mit Alkoholproblemen im Umfeld. Bis zu 300 000 Schweizerinnen und Schweizer sind alkoholabhängig.[19] Zur Einordnung: In Österreich und der Schweiz leben jeweils nur um die neun Millionen Menschen.

Diese Fakten sind kein exklusives, elitäres Fachwissen, sondern allen Gesellschaftsschichten zugänglich. Man muss sich keinen komplexen Studien widmen, um einen Überblick über die potenziellen Schäden von Alkohol zu erhalten, kann »Alkoholismus«, »Alkoholabhängigkeit« oder »Alkohol« googeln und wird sofort auf die entsprechenden Seiten geleitet. Mit Angeboten wie dem Promillerechner, dem Alkoholatlas und Selbsthilfegruppen findet man im Internet sogar erste Problemlösungen. Wem das zu mühsam ist, der kann sich auch in den Mainstream-Medien über die Gefahren informieren. Von aufklärenden Dokumentationen im Fernsehen und bei YouTube, über einordnende Analysen und Reportagen in Qualitätszeitungen wie der *Süddeutschen* oder der *Frankfurter Allgemeinen Zeitung* bis zu den Boulevardblättern wird regelmäßig über die verheerenden Folgen der Trinkerei berichtet. So warnte zum Beispiel die *Bild*-Zeitung in Artikeln wie »SO zerstört Alkohol den Körper« vom 30. Juni 2022[20] oder »Schäden durch Alkohol – Gehirn erholt sich erst nach sieben Monaten Abstinenz« vom 9. November 2023[21], vor den Risiken des Alkoholkonsums.

Wir wissen also, was wir tun, wenn wir prosten. Tödlich verlaufender Krebs und andere gravierende gesundheitliche Schäden aufgrund unseres Alkoholkonsums treten so wenig überraschend auf wie der Lungenkrebs beim Kettenraucher. Menschen, die sowohl rauchen als auch regelmäßig trinken, sind besonders gefährdet an Rachen-, Kehlkopf- oder Speiseröhrenkrebs zu erkranken. Trotzdem saufen wir uns sehenden Auges um den Verstand. Rund fünfundsiebzig Prozent der Alkoholabhängigen in Deutschland sind männlich. Jugendliche reagieren auf die schädlichen Wirkungen des Alkohols empfindlicher als Erwachsene. Alkoholkonsum im Kindes- und Jugendalter führt vor allem zu Schädigungen des Gehirns. Je früher Jugendliche ihr erstes alkoholisches Getränk zu sich nehmen, desto größer ist ihr Risiko, abhängig zu werden.[22]

War das zu theoretisch bislang?

Okay, dann werden wir konkreter. Ich besuchte eine Ärztin, die an der Ludwig-Maximilians-Universität in München lehrt, und brachte ihr die Ausdrucke der Laborwerte von zwei Blutbildern mit. Das erste war am 28. November 2022 erstellt worden, als ich noch regelmäßig trank. Das zweite am 29. März 2023, nachdem ich fast zwei Monate keinen Alkohol konsumiert hatte. Ich wollte von ihr wissen, inwiefern sie an meinen Laborwerten erkannte, ob ich alkoholabhängig war, und wie sie sich seit meinem Aufhören entwickelt hatten.

Grundsätzlich gäbe es keinen Laborwert, der eine Alkoholabhängigkeit manifestieren könne, sagte die Ärztin, nur Indikatoren, die auf eine Leberschädigung hindeuteten. Interessant seien in Zusammenhang mit Alkohol die drei Leberwerte GOT, GPT und vor allem Gamma-GT, ein Enzym, das ausgeschüttet wird, wenn die Leberzelle platzt.

Gamma-GT ist ein Maß für Leberzelltod, das heißt, je niedriger es ausfällt, desto gesünder die Leber. Mein Gamma-GT im November 2022 betrug neunzehn Units pro Liter, das aus dem März zwölf U/L. »Traumwerte«, sagte die Ärztin, ich sei schon letzten November im guten Normbereich gewesen, habe mich aber ohne Alkohol noch mal deutlich verbessert. Mein Cholesterin hatte sich von hohen 229 Milligramm pro Deziliter im letzten November auf 187 mg/dl normalisiert. Die Anzahl der Trygliceride (Blutfette), die bei regelmäßigem Alkoholkonsum ansteigen und unter anderem zu erhöhten Entzündungswerten und Arteriosklerose, also der Verkalkung der Blutgefäße, führen können, hatten sich sogar halbiert. Der Heißhunger auf Schokomüsli erkläre sich durch das Weglassen des Bieres, sagte sie, der Körper versuche, den Glukoseanstieg und die verlorenen Kalorien mit Zucker auszugleichen, das sei eine normale und ungefährliche Reaktion.

Drei Jahrzehnte als Alltagsalkoholiker hatten mir bislang nach medizinischen Kriterien noch nicht geschadet. In meinen Blutbildern fand die Ärztin kein Anzeichen zur Besorgnis. Im Gegenteil, meine guten Laborwerte hatten sich in zwei Monaten ohne Alkohol zu hervorragenden entwickelt, was mich motivierte, abstinent zu bleiben. Aber wie sich mein gesundheitlicher Zustand entwickeln würde, hätte ich einfach weitergetrunken, war nicht schwer zu prognostizieren. Bei konstant hoher Trinkfrequenz und fortschreitendem Alter stieg das Risiko für alkoholbedingte Krankheiten, die auch zum Tod führen konnten.

Ich vereinbarte mit der Ärztin, ihr im Verlauf des Jahres weitere Laborwerte zu schicken. Hoffentlich gelang es mir, meine Gamma-GT in den einstelligen Bereich zu drücken, auch wenn ich bleibende Schäden meiner Trinkerei offenbar noch nicht zu befürchten hatte. Die Selbstheilungsfähigkeit des Körpers sei extrem hoch, sagte die Ärztin zum Abschied, sogar wenn man mit sechzig Jahren aufhöre zu trinken, könne man noch Lebensjahre retten.

Dennoch schloss sich eine Alkoholabhängigkeit mit meinen feinen Laborwerten noch nicht aus. Die Frage, ob ich süchtig war oder nicht, wurde vor allem im Gehirn beantwortet. Traditionell hatte die Wissenschaft in psychische und physische Abhängigkeit unterteilt, aber mittlerweile wissen Suchtforscher, dass das Psychische eine materielle Grundlage hat, dass also unter anderem Nervenzellen, Rezeptoren und Neurotransmitter zu einer elektrochemischen Reaktion im Gehirn führen, welches als Plattform dient, auf der diese Funktionen laufen. Vereinfacht gesagt: Die Unterscheidung zwischen physischer und psychischer Abhängigkeit ist nicht mehr zeitgemäß, weil alles in unserem Körper untrennbar miteinander verbunden ist.

Eine zentrale Rolle für eine Abhängigkeit spielt das Belohnungssystem (Nucleus accumbens) im Gehirn, das ab dem Gestilltwerden durch assoziatives Lernen die Dinge abspeichert, die uns guttun. Natürliche Verstärker wie Zuwendung, Sexualität oder Nahrung sorgen für eine erhöhte Aktivität dopaminerger Neurone im Gehirn, umgangssprachlich Dopaminausschüttung genannt. Der Alkohol und andere Suchtmittel erzwingen eine Dopaminausschüttung auf unnatürliche Art und Weise, was dazu führt, dass unsere Präferenz für diese Suchtmittel immer weiter steigt. Sie täuschen und missbrauchen unser Belohnungssystem, indem sie dafür sorgen, dass zum Beispiel der Alkoholkonsum einen Wohlfühleffekt erzeugt, von dem man nicht genug bekommen kann.[23]

Alkoholabhängigkeit ist bis zu sechzig Prozent genetisch definiert.[24] Kinder von süchtigen Eltern haben ein sechsmal höheres Risiko, selbst zu erkranken.[25] Ein erstes Indiz für eine Abhängigkeit kann schon sein, dass man sich überdimensional viel mit einem Thema befasst. So wie ich mit Alkohol, der meine Gedanken besetzt hielt, die Abstinenz nicht zur Gewohnheit werden ließ. Die Angst, der Versuchung zu erliegen und rückfällig zu werden, dominierte auch nach zwei Monaten im Trockendock.

Aber war ich deshalb ein Alki?

Um das weiter herauszufinden, begann ich mit dem Jellinek-Fragebogen, dem Klassiker unter den Selbstüberprüfungstests, benannt nach dem amerikanischen Physiologen Elvin Morton Jellinek, dessen visionäre Erkenntnisse in der Alkoholforschung ihn lange überlebt hatten, er war vor sechzig Jahren gestorben. Jellinek gilt als Entdecker der Alkoholkrankheit und hat schon während des Zweiten Weltkriegs wissenschaftliche Studien zum gesundheitlichen Schaden von Alkohol publiziert.

Der Jellinek-Test besteht aus achtundzwanzig Fragen. »Wenn Sie bei ehrlicher Selbstprüfung mehr als fünf Fragen mit ›Ja‹ beantworten müssen, sollten Sie sich in ärztliche Behandlung begeben«, heißt es unter dem Fragebogen.

Machen wir den Jellinek-Test[26] gemeinsam?

1	Leiden Sie an Gedächtnislücken nach starkem Trinken?	Ja	Nein
2	Trinken Sie heimlich?	Ja	Nein
3	Denken Sie häufig an Alkohol?	Ja	Nein
4	Trinken Sie die ersten Gläser hastig?	Ja	Nein
5	Haben Sie wegen Ihres Trinkens Schuldgefühle?	Ja	Nein
6	Haben Sie nach den ersten Gläsern ein unwiderstehliches Verlangen, weiterzutrinken?	Ja	Nein
7	Gebrauchen Sie Ausreden, warum Sie trinken?	Ja	Nein
8	Zeigen Sie ein besonders aggressives Benehmen gegen die Umwelt?	Ja	Nein
9	Neigen Sie zu innerer Zerknirschung und dauerndem Schuld- gefühl wegen des Trinkens?	Ja	Nein
10	Versuchen Sie, periodenweise völlig abstinent zu leben?	Ja	Nein
11	Haben Sie ein Trinksystem versucht (z. B. nicht vor bestimm- ten Zeiten zu trinken)?	Ja	Nein
12	Haben Sie häufiger den Arbeitsplatz gewechselt?	Ja	Nein
13	Richten Sie Ihre Arbeit und Ihren Lebensstil auf den Alkohol ein?	Ja	Nein
14	Haben Sie einen Interessensverlust an anderen Dingen als Alkohol bemerkt?	Ja	Nein
15	Zeigen Sie auffallendes Selbstmitleid?	Ja	Nein
16	Haben sich Änderungen im Familienleben ergeben?	Ja	Nein
17	Neigen Sie dazu, sich einen Vorrat an Alkohol zu sichern?	Ja	Nein
18	Vernachlässigen Sie Ihre Ernährung?	Ja	Nein
19	Wurden Sie wegen des Alkoholmissbrauches in ein Kranken- haus aufgenommen?	Ja	Nein
20	Trinken Sie regelmäßig am Morgen?	Ja	Nein
21	Beobachten Sie einen moralischen Abbau an sich selbst?	Ja	Nein
22	Wurde Ihr Denkvermögen beeinträchtigt?	Ja	Nein
23	Trinken Sie mit Personen, die weit unter Ihrem Niveau stehen?	Ja	Nein

24	**Trinken Sie gelegentlich technische Alkoholprodukte (Haarwasser oder Brennspiritus)?**	**Ja**	**Nein**
25	**Wurde die Verträglichkeit für Alkohol geringer?**	**Ja**	**Nein**
26	**Beobachten Sie morgendliches Zittern?**	**Ja**	**Nein**
27	**Wurde das Trinken zum Zwang?**	**Ja**	**Nein**
28	**Hatten Sie bereits ein Alkoholdelir?**	**Ja**	**Nein**

Und? Alles gut? Oder sehen wir uns demnächst im Wartezimmer beim Arzt?

Ich füllte den Jellinek-Fragebogen nicht auf der Basis meines neuen abstinenten Alltags aus, sondern legte mein Trinkverhalten vor der Auszeit als Maß an. Zwei Monate ohne Alkohol machten keinen Unterschied. Ein trockener Alkoholiker war ein Alkoholiker, auch wenn er zehn Jahre lang nichts getrunken hatte. Bei den Fragen 1, 3, 4, 5, 6, 9 und 10 musste ich »Ja« ankreuzen. Frage 14 zum Interessensverlust an anderen Dingen außer Alkohol traf in Teilen, nicht in seiner Absolutheit zu, weshalb ich mir hier ein »Nein« gönnte.

Das »Ja« auf Frage 6, ob man nach den ersten Gläsern ein unwiderstehliches Verlangen habe, weiterzutrinken, tat besonders weh, denn es rief mir meine Kontrollunfähigkeit ins Gedächtnis. Ich konnte nicht mit einem Glas Champagner anstoßen und danach aufhören. Es bei einem Hellen im Wirtshaus belassen. Charlie Sheen oder Mark Twain nur kurz auf drei, vier gute Schlucke Hallo sagen. Ich kannte auch nur wenige Freunde, die dazu in der Lage waren oder dies für sinnvoll gehalten hätten, was mir aber weder als Trost noch als Ausrede diente. Ich war ein Effekt-, kein Genusstrinker. Mir ging es nicht um den Geschmack, sondern um die Wirkung des Alkohols.

Delay Discounting bezeichnet in der Suchtforschung die Fähigkeit, auf eine Belohnung zu warten. Man verzichtet jetzt auf etwas, weil man weiß, dass man später davon profitiert. Wenn man heute nicht alles Geld ausgibt, kann man sich im Alter mehr leisten. Wenn man Zucker meidet, verpasst man das leckere Dessert, aber gefällt sich wahrscheinlich langfristig besser beim Blick in den Spiegel. Wenn man die Alkoholräusche auslässt, lebt man gesünder und länger. In einem Test wurden Probanden einmal in Bezug auf ihr Delay Discounting gefragt, ob sie lieber jetzt gleich eine kleine Menge Geld oder nach einem bestimmten Zeitraum eine signifikant höhere Menge bekommen wollten.[27] Ich hätte bislang das Geld immer sofort genommen. Meine Bilanz auf diesem Feld war eine Katastrophe, mein Delay Discounting praktisch nicht vorhanden. Hatte ich Süßigkeiten im Kühlschrank oder gesalzene Erdnüsse in der Vorratskammer, dann konnte ich nie ein bisschen davon naschen. Ich verschlang immer die ganze Packung. Gab es am Ende des Jahres Weihnachtsgeld, entwickelte ich grenzenlose Kreativität, um es zeitnah auszugeben. Nicht anders verhielt ich mich beim Trinken. Öffnete ein Charlie Sheen meine Schleusen, dann schossen die Promille jauchzend durch meinen Körper, bis das Hey Luigi zusperrte, mich äußere Umstände zum Aufhören zwangen. Ich aber hätte auch dann noch gerne weitergemacht, für mich gab es kein Ende.

Kurze Unterbrechung, Verzeihung.

Echt schlimm, dieser Hutt, nicht wahr? Hatte sich null im Griff. Aber machen wir doch im Zusammenhang mit Delay

Discounting noch einen kleinen Bonus-Test zusammen, der in der Suchttherapie angewandt wird. Mit seiner Hilfe können alle, auch die, die sich gerade ein wenig von mir abgrenzen wollen, weil sie im Gegensatz zu mir überzeugt sind, nicht die Selbstdisziplin an der Garderobe abgegeben zu haben, überprüfen, ob sie ihren Alkoholkonsum kontrollieren können: Man wähle das alkoholische Lieblingsgetränk ihrer/seiner Wahl – Bier, Riesling, Dom Pérignon, Bloody Mary etc. – und nehme sich vor, beim nächsten Anlass genau ein Glas davon zu trinken und dann aufzuhören. Wem das mühelos gelingt, egal, wie lange und lustig das Dinner oder die Party danach weitergeht, und wer das regelmäßig hinbekommt und nicht nur einmal, der hat den Test bestanden, darf sich gerne von mir distanzieren und guten Gewissens seinen Mitgliedsantrag im Verein »Maßvolles Trinken e. V.« ausfüllen. Alle anderen atmen jetzt gemeinsam einmal ganz tief ein und aus, ja, genau so, wir sind nicht allein, wir sind die große trinkende Mehrheit.

Zurück zum Jellinek-Fragebogen. Sieben »Ja«-Antworten, das waren mindestens zwei zu viel. Auch mein Ergebnis beim CAGE-Test, den Suchttherapeuten als Informationsgrundlage für den Zustand potenzieller Patienten nutzen und der aus exakt vier Fragen besteht, ergab, dass bei mir Alkoholmissbrauch oder -abhängigkeit wahrscheinlich sei.[28] Meine optimistische Stimmung aufgrund der positiven Laborwerte verdampfte wie Rauch aus dem Schornstein. Nach den Kriterien Jellineks musste ich dringend zum Arzt.

Ich bekam einen Termin bei Professor Dr. Falk Kiefer, Präsident der Deutschen Gesellschaft für Suchtforschung und Suchttherapie und Ärztlicher Direktor des Zentralinstituts für Seelische Gesundheit in Heidelberg. Leider nicht auf dem Sofa in seiner Praxis, sondern via Zoom, aber immerhin. Wenn mir einer erklären konnte, was Alkohol in meinem Gehirn veranstaltete und wie gefährlich das war, dann der Professor.

Zu Beginn unseres Gesprächs durfte ich mich und meinen Selbstversuch vorstellen. Ich fühlte mich sofort wohl auf seiner virtuellen Couch und war bereit, mein Seelenleben vor Kiefer auszuschütten, auf dass er mir am Ende bloß bestätigen würde, dass ich die Alki-Frage verneinen konnte. Ein nachvollziehbarer, aber nicht umzusetzender Wunsch, denn dafür würden wir viele Sitzungen brauchen. Trotzdem erhoffte ich mir Hinweise, die mir weiterhelfen würden. Kiefer sollte mich nicht enttäuschen.

»Wie kamen Sie auf die Idee, dass Sie alkoholassoziierte Probleme haben?«, fragte er, und: »Wieso wollen Sie denn in Zukunft Ihr Trinken kontrollieren, fehlt Ihnen momentan was ohne Alkohol?«

Gute Frage.

Eher nicht.

Aber darf ich von vorne anfangen, Herr Kiefer?

Ich erzählte von meinem Vater, dem Nachkriegskind, meinen alten Trinkgewohnheiten, die mich geplagt hatten, berichtete, warum ich den Rausch so liebte und was er mir gab, von meinem Dilemma, Mann sein zu wollen, ohne mich am Glas beweisen zu müssen, und von meiner Unsicherheit, ob und wie ich Alkohol trinken sollte, wenn mein Selbstversuch vorbei war. Kiefer nickte, hörte zu, forderte mich auf, meine Fragen zu stellen.

***

Herr Kiefer, woran erkennen Sie, ob ich alkoholabhängig bin?

In der Suchttherapie ist nicht die Trinkmenge oder -häufigkeit entscheidend, sondern welche Rolle das Suchtmittel, in Ihrem Fall Alkohol, im Alltag eingenommen hat. Wie gestalten Sie Ihren Alltag, dass Trinken möglich ist, und wie viele Nachteile nehmen Sie dafür in Kauf? Wenn man bereit ist, die eigene Gesundheit, die soziale und finanzielle Überlebensfähigkeit aufs Spiel zu setzen, sind das klare Hinweise auf eine Erkrankung.

Wie merke ich, dass ich in den gefährlichen Bereich abdrifte?

Das geschieht unmerklich. Die Dinge, die mit dem Trinken zusammenhängen, werden attraktiver, und die, die nicht mit Trinken zusammenhängen, unattraktiver. Man trifft sich mit den Freunden, mit denen man lustig trinken kann. Wenn man eine Einladung zum Grillen absagt, weil man mit dem Auto hinfahren müsste, dann muss man sich ehrlich eingestehen, dass es nicht mehr ums Grillen geht, sondern das Grillen nur noch Anlass zum Trinken ist. Dinge, die man früher gerne gemacht hat, wie Lesen, Schach, Sport, mit den Kindern spielen, die machen keinen Spaß mehr. Stattdessen suchen Betroffene ständig Anlässe, bei denen sie trinken können.

Ich wäre mit dem Auto zum Grillen gefahren, weil ich mir eingeredet hätte, dass ich viel vertrage.

Wenn jemand bereit ist, mit zwei, drei Bieren Auto zu fahren, im Wissen, dass er sich und andere gefährden und seinen Führerschein verlieren könnte, dann ist das ein kritisches Warnzeichen. Grundsätzlich ist diese »Scheiß drauf, ich trinke weiter«-Haltung ein klarer Hinweis auf eine Suchtproblematik, weil man daran erkennen kann, dass der Druck, zu konsumieren, größer ist als das bessere Wissen. Egal, wie derjenige dieses Verhalten zu erklären versucht und aus welcher sozialen Schicht er stammt, das ist ein klares Indiz für eine Abhängigkeit.

Diese »Fuck it«-Haltung habe ich jahrelang gelebt, wurde dafür teilweise mit Anerkennung belohnt. Warum hat es mir der Alkohol seit meiner Jugend angetan?

Drogen wie Alkohol bedienen das Belohnungssystem in Ihrem Gehirn. Durch assoziatives Lernen speichert das Gehirn ab, der Alkohol hat dir gutgetan, dir Spaß gemacht, dich entspannt, und verknüpft dieses angenehme Empfinden im Laufe der Zeit mit immer mehr Anlässen. Als Kind können Sie mit Alkohol noch nichts anfangen, weil diese Verknüpfung noch nicht stattgefunden hat. Man muss sich das vorstellen wie bei Facebook, durch die Likes reduziert sich die Welt von Tausenden anderer Möglichkeiten auf die Dinge, die zu den Likes passen. Immer wenn Sie Alkohol trinken, macht das Dopamin ein neues Like, Daumen hoch, danach werden Sie süchtig. Grillen bedeutet Freunde, Spaß haben und trinken. Fußballschauen auch, Urlaub sowieso.

Wie komme ich aus diesem Kreislauf heraus?

Sie können versuchen, kognitiv dagegen zu argumentieren. »Ich will das nicht, weil mir das langfristig nicht guttut.« Aber das ist ein Kampf, den müssen Sie bereit sein zu kämpfen. Die meisten schaffen mal drei Tage oder einen Monat, aber tun sich schwer, länger zu kämpfen, weil man immer wieder mit der Verfügbarkeit von Alkohol konfrontiert ist, das Gehirn so viele Orte und Gelegenheiten mit der Dopaminausschüttung verbindet. In Ihrem Fall ist es ein gutes Zeichen, dass Sie aus eigener Kraft geschafft haben aufzuhören. Sie kämpfen im Moment noch mit den Gewohnheiten, die Sie sich in dreißig Jahren antrainiert haben. Nach einem Jahr ohne Alkohol werden Sie neue Gewohnheiten ohne Alkohol kennen, deutlich weniger kämpfen müssen. Vielleicht sagen Sie sich dann: Wenn ich daran denke, wie verkatert ich früher aufgewacht bin, und heute stehe ich um sieben Uhr auf, habe einen klaren Kopf, erfreue mich an der Sonne und der frischen Luft und habe Zeit und Energie für mein Kind. Da würden dann neue Belohnungen die alten ablösen.

Das heißt, Sie würden mir raten, gar nicht mehr zu trinken?

Für viele ist es leichter, ganz aufzuhören, als hin und wieder zu trinken, weil man sich dann nicht jedes Mal testen muss. Soll ich jetzt, ja oder nein, und wenn ja, wie viel – das kann auf Dauer anstrengender sein, als das Trinken ganz zu lassen.

Ich habe große Zweifel, ob die Abstinenz bei mir zur Gewohnheit werden kann.

Doch, das wird sie. Sie müssen sich gerade noch aktiv gegen das Trinken entscheiden. Irgendwann findet eine Verschiebung statt, und Sie müssen sich dann aktiv fürs Trinken entscheiden. Dann wird das Gesunde normal und das Ungesunde zur Ausnahme. Sie sind auf dem Weg, dass die Frage, ob Sie trinken, in Ihrem Leben überhaupt keine Rolle mehr spielt. Das erleben viele meiner Patienten als Erleichterung.

Ich vermisse den Alkohol momentan als Runterfahrmittel, das mir nach einem stressigen Tag zur Entspannung verhilft.

Es ist sicherlich gesund, abzuschalten und zur Ruhe zu kommen, aber dass man dafür Alkohol bräuchte, ist ein Mythos. Es gibt Menschen in anderen Kulturen, die nie Alkohol kennenlernen, die würden gar nicht auf die Idee kommen, dass man zur Entspannung Alkohol braucht. Aber wenn Sie immer Schlafmittel nehmen, um schlafen zu können, dann können Sie nicht mehr ohne einschlafen, und so verhält es sich auch mit dem Alkohol. Wenn Sie gelernt haben, ich komme nur dann zur Ruhe, wenn ich getrunken habe, wird es schwierig, ohne Alkohol abzuschalten. Suchen Sie sich Alternativen, gehen Sie in die Natur, machen Sie Yoga, Sport, Musik.

Falls ich die Abstinenz nicht hinbekomme, kann ich lernen, maßvoll zu trinken?

Beim kontrollierten Trinken muss man sich des Risikos bewusst sein, dass, wenn man ein bestimmtes Trinklevel erreicht hatte, die Gefahr groß ist, innerhalb weniger Wochen wieder auf sein altes Niveau zu kommen. Wenn Sie Klavier spielen können und ein paar Jahre ausgesetzt haben, fangen Sie auch nicht wieder bei null an. Bei Mäusen und Ratten, die man an Alkohol gewöhnt hatte, hat sich zudem gezeigt, dass sie nach einer Woche Pause einen Reboundeffekt erlitten und sie noch mehr getrunken haben als zuvor. Alle Assoziationen, die mit dem Trinken verknüpft sind, werden sofort reaktiviert. Und wenn man es schafft, ein paar Wochen oder Monate kontrolliert zu trinken, ist die Gefahr groß, dass man sich sagt: »Siehst du, ich kann es ja kontrollieren, also kann ich auch wieder öfter trinken.«

Wenn ich trotzdem versuchen möchte, maßvoll zu trinken, welche praktischen Tipps können Sie mir geben?

Eine Hilfe beim Versuch, kontrolliert zu trinken, kann ein ehrlich geführtes Trinktagebuch sein. Notieren Sie, ohne zu beschönigen, wie oft und vor allem weshalb Sie trinken. Planen Sie Anlässe ein, an denen Sie trinken wollen, und beobachten Sie, ob Sie sich daran halten. Wenn man sich nicht an diese eigenen Planungen hält, sollte man mit sich ins Gericht gehen und sich hinterfragen, ob man nicht die Kontrolle verloren hat.

***

Kiefer schien mich während unseres Gesprächs auf seine sanfte Art überzeugen zu wollen, mit dem Alkohol Schluss zu machen, das Trinken auch nach meinem Abstinenzjahr zu lassen. Sprach ich Kompromissoptionen an, wiegelte er ab und begründete, basierend auf seiner Erfahrung und Forschung, warum die Abstinenz ziemlich alternativlos war. Ich wusste nicht, ob er mich während unseres Gesprächs schon so weit analysiert hatte, dass er für mich keine andere Lösung sah. Ich ihm unbewusst zu viele Indikationen für eine Alkoholabhängigkeit geliefert hatte, die nach unbefristeter Abstinenz verlangte. Ob ihm gefiel, dass ich aus eigener Kraft bereits eine gewisse Zeit ohne Alkohol bewältigt hatte und er mich ermutigen wollte, diesen Weg weiterzugehen. Oder ob alles zusammen zutraf. Auf jeden Fall bot Kiefer mir keine einzige Perspektive für die Zeit nach dem Ende meines Selbstversuchs an, die Alkoholkonsum beinhaltete.

Kapitel 6

Aufwachen in der Toskana

Als ich am Gründonnerstag in Florenz aus dem Flughafen-Terminal trat und zur Bahn ging, um ins Stadtzentrum zu fahren, schien die Sonne, und es roch nach Urlaub im Süden. Ich konnte diesen Duft der Toskana nicht präziser definieren, aber er begeisterte mich jedes Mal. Ich bezog ein kleines Zimmer an der Ponte Vecchio, legte mein Gepäck ab und spazierte dann ziellos zwischen den Touristen, die zum Osterwochenende angereist waren, durch die Stadt, hörte amerikanische Stimmen, viele amerikanische Stimmen, passierte die ewig lange Schlange vor den Uffizien, trank meine ersten Espressi am Tresen im Café. Ich fühlte mich einsam und verloren, ohne die Ablenkung des Rausches auf mich selbst zurückgeworfen, als sei mein Genusswochenende durch die Aussicht, in Florenz keinen Chianti, Aperitif und Limoncello zu trinken, schon jetzt amputiert.

Es war meine erste private Reise seit Beginn des Selbstversuchs. Ohne Familie, Freunde, nur ich, einfach mal raus. Drei Tage, zwei Nächte weg von allem. Noch einen guten Monat bis zu meinem Auszug. Die Stimmung zu Hause war intensiv, zusammenleben, wenn man nicht mehr zusammen sein wollte, keine gute Voraussetzung für einen harmonischen Alltag. Ich drehte einen Film für RTL über SMS-

Betrüger, für den ich im kriminellen Milieu recherchieren und der gute Quoten erzielen musste. Ich berichtete vor der Kamera, war maßgeblich für Erfolg oder Misserfolg verantwortlich. In Florenz wollte ich mich der privaten und beruflichen Anspannung für ein Wochenende entziehen. Lesen, schlafen, gut essen, aber keinen Alkohol trinken. Mein Ziel war es, auch hier, im Feinschmeckerhimmel, abstinent zu bleiben.

Ich hatte Florenz für meine Kurzreise gewählt, weil die Stadt untrennbar mit meiner eigenen Geschichte und Persönlichkeit verbunden war, ich die Toskana mit den angenehmen Seiten des Rausches assoziierte. Ich hatte mir vorgenommen, über das Jahr verteilt, Orte zu besuchen, an denen ich besonders gerne abgestürzt war, wie das Schumann's in München oder eben die Bars und Trattorien in Florenz . Ich wollte mich meinen Erinnerungen aussetzen, ja mich von ihnen triggern lassen, wie bei einer Konfrontationstherapie, um mir zu beweisen, dass mir ein Wochenende in der Toskana auch ohne Alkoholrausch etwas geben konnte. Wie schön wäre es, in Zukunft mit meiner Tochter nach Florenz zu reisen und über Alkohol und Kater gar nicht mehr nachdenken zu müssen.

Mein Vater hatte mich früh nach Florenz mitgenommen, mich in die Genüsse der Toskana eingeführt, mit mir Lampredotto-Sandwich (Innereien, der Labmagen, um genau zu sein) mit roter und grüner Sauce bei Nerbone am Mercato Centrale gegessen, abends dann nach Wildschweinsalami und Pasta al Ragu ein Bistecca alla Fiorentina vom Chianina-Rind bestellt, diesen besonderen Cut, den man nur hier bekam, gesalzen und kurz von beiden Seiten gegrillt, pure Fleischeslust. Dazu tranken wir dunkelroten Chianti aus bauchigen Gläsern. Mein Vater bestellte auf Empfehlung der Kellner die Flaschen der Weingüter aus der Region. Als meine Schwester einmal ein Jahr in Florenz studierte und wir sie besuchten, lud unser Vater sie und ihre Freundinnen zum Abendessen ein, und danach waren wir so satt, betrunken und glücklich, dass wir auf einer der Brücken über dem Arno, dem Fluss, der Florenz durchzog, Joints rauchten und die ganze Nacht redeten und lachten.

In Florenz hatte sich die bacchantische Seite meines Wesens in Kombination mit Alkohol entfaltet, ohne dass ich mir oder jemand anderem zu schaden schien. Vielleicht kam ich auch deshalb so gerne nach Italien. Ich trank hier ab dem Pranzo, dem Mittagessen, und hielt meinen Pegel bis in die Nacht. Ein Rausch ohne Klimax und Absturz, dafür konstant gepflegt von der An- bis zur Abreise. Mittags ein, zwei Gläschen Vino zum Essen, den Espresso hinterher gerne begleitet von einem Grappa oder Limoncello, oder, ach komm, noch einen, ist so schön gerade in der Sonne, wir sind ja im Urlaub. Nach dem Mittagsschlaf ein bisschen Bummeln und Museum, und dann, juhu, war auch schon Aperitivo-Zeit. Wie angenehm, ein kultivierter Grund, am späten Nachmittag vor einer Bar zu sitzen und Aperol Spritz oder Gin Tonic zu trinken, machte man halt so in Italien, machten alle hier, dazu Foccacia und Erdnüsse aufs Haus, so nice, so gastfreundlich, die Italiener, si si, un altro giro, noch eine Runde, no problemo. Ins Hotel, duschen und umziehen, und gleich weiter zum Abendessen, bloß nicht abflauen lassen, das feine Aperitivo-Räuschchen, einen Negroni vorneweg, schmeckten irgendwie hier immer besser als in München, gefolgt vom Chianti, zum

Dessert wieder Grappa oder Limoncello, natürlich nur weil sich das Bistecca so besser verdauen ließ, und dann ab in die Nacht, in die Bars, Cuba Libre und Co., buena notte, cincin, salute, prost. Mit jedem Schluck in Florenz fühlte ich mich der südländischen Lebensart näher, diesem Klischee, von dem wir deutsche Kartoffeln nicht genug bekommen konnten.

Mein Vater war schon gestorben, als meine Frau und ich auf einem Weingut bei Empoli, eine halbe Autostunde außerhalb von Florenz, heirateten. Monatelang waren wir zuvor immer wieder in die Toskana gereist, um das dreitägige Fest zu planen, und ich war kein einziges Mal von meinem bereits eingeübten Alkoholprotokoll abgewichen. Schließlich musste ich den Wein, den wir unseren Gästen anboten, auch intensiv probekosten. Vor Beginn der Zeremonie in der Kapelle reichte mir mein Trauzeuge Otto ein kleines Wodkafläschchen, gegen die Aufregung. Damit bei der Alkoholversorgung nichts schieflief, hatte ich zwei befreundete Barkeeper aus dem Hey Luigi gebeten, aus München anzureisen und sich um uns zu kümmern, was sie aufmerksam und liebevoll taten. Den Rest der Hochzeitsnacht in der großen Suite des Weingutes verschnarchte ich betrunken, dafür war ich am nächsten Abend, bei der Abschlussfeier in einer Bar in Florenz, wieder groß in Form.

Begleitet von den Erinnerungen an meinen Vater, an unsere Hochzeit, an einige der wichtigsten Momente meines Lebens, spazierte ich nun stocknüchtern durch diese traumhafte Stadt, in der gerade der Frühling erwachte, und versuchte vergeblich, mich nicht von meinen Gefühlen überwältigen zu lassen. Hinter meiner Sonnenbrille standen mir ständig Tränen in den Augen. Ich aß mittags ein Lampredotto-Sandwich am Mercato Centrale und dankte kopfschüttelnd, no, grazie, als mir ein Glas Rotwein dazu angeboten wurde. Ja, ich war nach Florenz gereist, um mir zu beweisen, dass ich hier abstinent bleiben konnte. Aber was nutzte der beste Vorsatz, wenn um mich herum alle ihren Chianti genossen, mich die Stimme der Versuchung zum Mittrinken antrieb? Es reizte mich in diesem Moment schon sehr, nach zwei trockenen Monaten eine Auszeit von meiner Auszeit zu nehmen und mich mit den Geistern der Vergangenheit zu betrinken, die mich hier aus jeder Ecke ansprangen. Ohne den von Rausch und Pegel bestimmten Tagesablauf stand ich zudem vor dem Problem, was ich nun anfangen sollte mit meiner freien Zeit.

Ich besuchte Giuseppe, der in einer Gasse der Altstadt ein Maßatelier betrieb. Er hatte mir damals mein Hochzeitshemd geschneidert. Giuseppe freute sich, dass ich ihn nicht vergessen hatte, und holte gleich seinen Katalog aus dem Schrank, in dem er die Maße, Stoffe und Initialen seiner Kunden notierte. Bei meinem Namen standen die Initialen von meiner Frau und mir, die er zur Hochzeit in den linken Ärmel meines Hemds gestickt hatte.

Giuseppe vermaß mich, machte mir ein Kompliment, weil ich abgenommen hatte, und wir suchten Stoffe und Muster für neue Hemden aus. Als er nach den Initialen fragte, sagte ich ihm, dass meine dieses Mal ausreichten. Giuseppe schaute mich über seine Brille hinweg an. »Okay, Felix, okay«, sagte er und nickte betrübt. Ich ging zurück ins Hotel, zog die Gardinen zu, steckte mir Ohropax in die Ohren und wünschte mir, dass ich für eine Weile nicht mehr aufwachte.

6. April 2023: Bekomme am Nachmittag Fotos von der Osterfeier in der Kita meiner Tochter aufs Handy. Bei der letzten Kitafeier anlässlich des Geburtstags meiner Kleinen so viel Weißwein getrunken, dass ich auf ein Glas gefallen war und in die Notaufnahme musste, darüber komme ich nicht hinweg. Narbe bis heute in Handinnenfläche. Fühle mich belastet von der Vergangenheit und dem, was ich im Alk-Zyklus angerichtet habe. Möchte ein leeres Blatt Papier sein, ein menschlicher Reset-Button, alles auf null.

Nach meiner Siesta hatte ich eine Idee. War die hügelige Toskana nicht auch ein Radfahrerparadies? Vielleicht könnte ich morgen einen Ausflug machen, hoch und runter durch die Weinberge, Sport und Natur miteinander verbinden, meine Geister aus der Vergangenheit in Florenz zurücklassen? Ich rief beim Verleih »Florence by Bike« an, reservierte ein Trekkingrad und einen Helm, zog mich an, holte beides ab und fuhr an den Aperitivisti vorbei eine Proberunde durch die Stadt. Bald ging die Sonne unter und der Pegel rauf, vor allem meine Touristenkollegen from the United States of America waren schon gut dabei, aber nicht mit mir, my friends, Felix Hutt hatte eine neue Mission, Giro d'Italia durch die Toskana, und davon würde ihn niemand abbringen.

Ich stellte mein Fahrrad aufs Zimmer und aß dann bei Il Brindelone zu Abend, einer bei Einheimischen beliebten Trattoria. Als Ein-Mann-Reservierung bekam ich den Katzentisch neben der Tür zur Toilette. Ein Kilo Bistecca alla Fiorentina inklusive Knochen, per favore. Für Sie alleine, Signore? Si si. Erstaunter Blick. Vino? No no. Sehr erstaunter

Blick. Vielleicht hatte ich das Bistecca früher ein bisschen glorifiziert. Es schmeckte auch nüchtern, aber ich vermisste die Säure des Weins, der mir half, diese Unmengen an Fleisch zu zersetzen. Ich lebte seit einigen Wochen fast fleischlos und fühlte mich damit sehr wohl. Ich aß vor allem Fisch, Salat, leichte Sachen, viel Joghurt mit Obst und Nüssen. Hinterfragte das auch gar nicht, nahm meine momentane Ernährung als positiven Beifang meiner Abstinenz einfach mit. Ohne Chianti und Limoncello kam mir das, was ich hier an meinem Tisch machte, wie ein normales Abendessen vor, nicht mehr wie das Zelebrieren italienischer Lebenskultur.

Auf dem Weg zurück zum Hotel sah ich, wie in einer Bar die Band gerade ihre Anlage und Instrumente aufbaute, während die Gäste mit Longdrinks anstießen und sich auf das Konzert und eine rauschende Nacht freuten. Ich konnte nicht fassen, dass ich mir das entgehen ließ und mich wirklich um zehn Uhr abends in Florenz ins Bett legte. Übertrieb ich nicht ein bisschen mit der Konsequenz meiner Abstinenz? Wie viele solcher Gelegenheiten würden noch kommen in meinem Leben? Ich könnte bis fünf Uhr morgens trinken, tanzen und Leute kennenlernen, ohne dass das jemanden gestört oder mich meine Tochter frühmorgens geweckt hätte. Stattdessen machte ich im Hotelzimmer das Licht aus und mir Vorwürfe. Warum hatte ich mich überhaupt in diese Entweder-oder-Situation hineinhavariert? Hätte ich nicht im Rahmen meines Erwachsenwerdens auch maßvoll trinken lernen können, um Nächte wie heute ohne die Angst vor einem Exzess zu genießen? Ich schlief lange nicht ein, hörte von draußen den Rummel der Nacht, die lauten Gespräche der Raucher vor den Bars, das Gelächter, das Leben.

7. April 2023: Ich glaube, man muss bereit sein, das Alte zu opfern, wenn man Neues schaffen will. Wäre ich gestern bei der Band geblieben, hätte gesoffen wie früher, hätte ich das heute nie geschafft. Dann würde ich jetzt noch schlafen. Weiß nicht, was ich letzte Nacht verpasst habe, aber dieser Rausch gerade auf meinem Fahrrad in den Weinbergen zwischen Impruneta und Greve di Chianti steht einem Gin-Tonic-Rausch in nichts nach, im Gegenteil, ich fliege.

Ich war kein geübter Radfahrer und hatte mir eine angeblich leichte Route ausgesucht, aus Florenz Richtung Süden nach Greve in Chianti, gute dreißig Kilometer pro Strecke. Aber schon bei der Ausfahrt aus Florenz wurde es sehr hügelig, begann die Pein, eine passende sportliche Metapher für meinen neuen Lebensentwurf. Auf Leid folgte Belohnung. Auf Demut und Disziplin das befriedigende Gefühl, etwas erreicht zu haben. Erst brannten Oberschenkel und Lunge bei den Anstiegen, dann wehte mir bei den Abfahrten der Fahrtwind die Gerüche von Rosmarin und Thymian in die Nase. Ich stand häufig in den Pedalen, weil ich die Berge sonst nicht bewältigt hätte. Schwitzte und fluchte, als mich ein Autofahrer schnitt, mir der Auspuff eines Motorrads eine Abgaswolke ins Gesicht blies, aber ich fuhr weiter, gab nicht auf. Machte Pause in Impruneta, trank auf einer Bank Espresso und schaute ins Panorama der Toskana, wie aus einem Bernardo-Bertolucci-Film, mit Olivenbäumen, Weinstöcken und Zypressen. Ich schloss für diesen Moment Frieden mit den Geistern meiner Vergangenheit und den streitenden Stimmen in meinem Kopf.

Müsste ich mich rückblickend auf Schlüsselmomente dieses Jahres festlegen, die mir aufzeigten, welche Glücksgefühle sich in meinem abstinenten Leben entfalteten, wie viel Energie ich mit Gedanken ans Trinken verschwendet hatte, welche Möglichkeiten sich mir ohne die Abhängigkeit vom Alkoholkreislauf in Zukunft bieten würden, dann war dieser Karfreitag in den Weinbergen auf der Strada di Chianti sicher einer davon. Ich hatte morgens das Hotel verlassen, skeptisch, immer noch in Gedanken bei der verpassten Rauschnacht, und als ich abends erschöpft und zufrieden schlafen ging, war meine melancholische Stimmung vom Vorabend verflogen. Auf einmal erschien mir das Aperitivo-Rumgesüffel aus der Vergangenheit wie vergeudete Lebenszeit, all die Stunden, die sich nur darum gedreht hatten, die nächste Bestellung aufzugeben. Ich sah nicht nur einen Sinn darin, auf das Trinken zu verzichten, sondern auch, wie mich die Alternativen, in diesem Fall mein Radausflug ins Chianti, bereicherten. Die heutigen Eindrücke waren nachhaltig und unvergesslich, der Kater am nächsten Morgen war ein Muskelkater, aber mit dem kam ich gut klar.

Die Toskana hatte mein Leben auch bei diesem Besuch um Erfahrungen bereichert, die ich nicht so schnell vergessen wollte. Nur dieses Mal hatten sie meiner Gesundheit nicht geschadet, sondern ihr gutgetan. Aufstehen, vom Tresen, vom Tisch. Die Gläser und Flaschen zurücklassen, weil da draußen so viel Interessanteres auf mich wartete als ein konstanter Alkoholpegel. Mich an anderem festhalten als am Chianti, mich nicht von Rausch zu Rausch hangeln, dafür Neues wagen, ohne vorher wissen zu wollen, was am Ende herauskommt – ich fühlte mich reich beschenkt, als ich Florenz wieder verließ.

Kapitel 7

Eskalation in Madrid

> 21. April 2023: Die Freiluft-Trinkmonate beginnen, meine Lieblingsjahreszeit, von Mitte April bis zum Ende des Oktoberfests. Heute der erste richtig warme, sonnige Tag. Bei Fisch Witte am Viktualienmarkt gluckern sie schon mittags Weißwein zu ihren Scampi, auf den Tischen vor dem Wirtshaus Hochreiter's Steirer am Markt stehen die Augustiner-Halben und flirten mit mir. Am Kiosk Isarwahn an der Wittelsbacherbrücke kein Platz mehr frei, alle haben eine Flasche in der Hand. Im Eiscafé am Gärtnerplatz überall Aperol Spritz. Die Pandemie scheint endgültig überstanden. Da hat sich Durst aufgestaut, auch bei mir, aber ich hocke auf dem Trockenen. Und jetzt auch noch der Junggesellenabschied.

Anfang Mai flog ich mit fünf Freunden nach Madrid, um mir bei Marios Junggesellenabschied drei Tage und Nächte so richtig die Kante zu geben. Ich wollte mittrinken, mich beim Ausflug in mein altes Leben beobachten, und danach sofort wieder aufhören. Die Vergangenheit kurz in die Gegenwart holen und dann schnell weiter an meiner Zukunft ohne Alkohol arbeiten. Totale Abfahrt, totale Kontrolle. Felix Hutt als teilnehmender Reporter eines gefährlichen Experiments, der Held, der vor den Augen seiner Freunde durchs Feuer geht, um es dann mit seinen bloßen Händen wieder zu löschen. Die Reaktion meines entwöhnten Körpers nach drei Monaten ohne Alkohol auf die Ausnahme, den Rausch, als wichtiges Studienobjekt für mein Buch.

In Wahrheit war ich einfach zu feige, Mario und den anderen zu erzählen, dass ich mich auf unseren Trip freute, aber eigentlich keinen Alkohol konsumieren sollte. Meinen Freunden zu offenbaren, dass ich in den letzten Monaten mein Unwohlsein mit meinem Trinkverhalten in den Griff bekommen hatte, weil ich eben keine Ausnahmen machte, und es mir sicher besser bekäme, in Madrid Wasser zu trinken. Doch ihnen zu gefallen und vollwertiges Mitglied unseres Partyteams zu sein, erschien mir wichtiger, als weiter auf mein Abstinenzkonto einzuzahlen und auf meine Gesundheit Rücksicht zu nehmen, dabei war ein Viertel des Jahres bereits geschafft.

Ich hatte den Junggesellenabschied mitorganisiert und eine Heidenangst, Mario zu enttäuschen. Versuchte erst gar nicht, ihm mein Dilemma zu erklären, obwohl er einer meiner verständnisvollsten Freunde war. Bildete mir ein, dass ich ihm die Schmach nicht antun konnte, ausgerechnet an diesem Wochenende abstinent zu bleiben. Als sei ein nüchterner Felix kein ganzer Felix, als schuldete ich ihm meinen Rausch. Ich trinke mit dir, ich trinke für dich, ich trinke auf dich. Geschenk, Gefallen und Pflichterfüllung anlässlich der Vermählung zweier Menschen, wie absurd war das eigentlich?

Gleichzeitig hatte mir Marios Ehefrau, die beiden waren schon standesamtlich getraut, charmant mitgeteilt, dass sie sich für die Hochzeit im Juli wünschte, ich würde mitfeiern, also mittrinken. Überhaupt wurde mir im Laufe dieses Jahres immer wieder angetragen, dass ich doch für den oder die zu diesem oder jenem Anlass eine Ausnahme von meiner Enthaltsamkeit machen sollte, als wäre es ein Privileg, eine Ehrerbietung, ein teures Mitbringsel, wenn ich im Rahmen einer Einladung oder eines Events Alkohol konsumierte. Was bedeutete das eigentlich im Umkehrschluss für den nüchternen Felix Hutt? War ich ohne Alkohol ein ungebetener Gast, nicht lustig/frech/laut/präsent genug? Torpedierte ich den trunkenen Korpsgeist, störte ich die unausgesprochene Übereinkunft des gemeinsamen Besäufnisses, war ich eine Gefahr für den Alkoholzirkel, weil ich ihm den Spiegel vor Augen hielt, einfach nur, weil ich mit stillem Wasser teilnahm? War ich weniger wert, wenn ich nicht den beschwipsten, mitreißenden Entertainer gab, der mit seinen Sprüchen eine Abendgesellschaft unterhalten konnte, die aber nichts von seinen depressiven Stimmungen am nächsten Morgen wusste? Einmal mehr erstaunte und erschreckte mich, wie wichtig es zu sein schien, das Trinkerkollektiv bei besonderen Anlässen zusammenzuhalten.

Ich hielt diesem inneren und äußeren Druck nicht stand, kapitulierte prophylaktisch, gab schon Wochen vor der Abreise zum Junggesellenabschied auf. Traute mir nicht zu, mich dem Gruppenzwang, den Nachfragen und Diskussionen, die meine Entscheidung zur Enthaltsamkeit mit sich bringen würden, zu widersetzen. Ich wollte Marios fröhliche Abende in Madrid nicht mit Debatten über unser Trinkverhalten stören, nicht wie ein Egoist wirken. Zu einem Junggesellenabschied gehörte nun mal Alkohol, hatte mich die Stimme der Versuchung immer wieder ermahnt. Bei allen Freunden, nicht nur bei denen, die mitreisen würden, kopfschüttelndes Erstaunen, dass ich die Option, in Madrid abstinent zu bleiben, überhaupt in Erwägung gezogen hatte. Zum ersten Mal seit Beginn meines Selbstversuchs sah ich mich nicht in der Lage, die Stimmen in mir auszubalancieren. Und so knickte ich ein, mit jedem Tag des Darüber-Nachdenkens ein bisschen mehr. Ich redete mir ein, dass es mir vielleicht guttun würde, eine kleine Pause von der Auszeit zu machen. Missbrauchte das Buch als Ausrede, in dem ich vor mir selbst argumentierte, dass eine gute Dramaturgie ja immer auch Rückschläge beinhaltete. Da stünden ein paar Fiestas und Abstürze in Madrid meiner Story doch gut zu Gesicht, Spannungsbogen und so.

Ich hatte mir selbst Joker zugestanden und wollte nun also den ersten ziehen. Das Wochenende in der spanischen Hauptstadt nutzen, um die Schleusen einmal zu öffnen und den aufgestauten Druck zu entladen. Das Risiko in Kauf nehmend, nicht zu wissen, ob es mir hinterher gelänge, meinen abstinenten Weg weiterzugehen.

Madrid sollte auch ein Test für die Zukunft sein, eine Blaupause für mein anlassbezogenes Trinken frei nach Leander Haußmann. Bewies ich mir und den Professor Kiefers dieser Welt, dass ich kontrolliert trinken konnte? Mitprosten, wenn ich etwas zu feiern hatte, zu besonderen Gelegenheiten mit Freunden anstoßen, um im Alltag dann wieder schön vernünftig zu Tonic Water ohne Gin zu greifen?

Nicht das Wochenende in Madrid, sondern die Gedanken an die Tage danach machten mich nervös, wenn es darum gehen würde, die Ausnahme als Ausnahme zu akzeptieren, den Korken wieder in die Flasche zu stecken und sie fest zu verschließen. Wäre das erste Mal, dass es mir gelänge, einen Rausch als Solitär stehen zu lassen. Normalerweise folgten bei mir, dem Druckbetanker, auf einen Absturz eine Serie an Abstürzen, entweder weil mir der Exzess zu gut gefallen hatte und ich die Glücksgefühle wiederholen wollte, oder weil ich mit seinen Nachwehen nicht zurechtkam.

Kurz vor der Abreise fand ich mich damit ab, dass mir mein Fuck-it-Gen einen Strich durch die Rechnung machte. Da ich die Barrieren für ein Wochenende abzubauen gedachte, hätte mein Plan sein können, den Schaden zu begrenzen und unauffällig mitzutrinken, moderat, maßvoll, mittlerweile aufgeklärt, aber das funktionierte nicht. Natürlich nicht. Wenn schon, denn schon, meine Scheiß-drauf-Haltung offerierte mir keine Option für einen Kompromiss. Ich ignorierte die Stimme der Vernunft. Die Schleusen nur halb zu öffnen, ergab für mich keinen Sinn. Nach den Kriterien Jellineks fiel ich mit dieser Einstellung in die Rubrik Quartalstrinker, der seinen Organismus stark gefährdete, indem er in regelmäßigen Abständen große Alkoholmengen konsumierte, bevor er versuchte, wieder aufzuhören.

Und so saß ich bereits eine halbe Stunde vor dem vereinbarten Termin in einem Biergarten in Schwabing, weil ich den ersten Schluck nach drei Monaten Pause alleine kosten, mich dabei nicht ablenken oder beobachten lassen wollte. Ein Weißbier bitte. Hm, was soll ich sagen? Bitter, zu viel Kohlensäure, ich musste aufstoßen und ließ es halb voll stehen. Schmeckte mir nicht, sehr befriedigendes Gefühl, da hatte ich schon mal nichts verpasst. Meine Freunde trafen nach und nach ein und setzten sich zu mir. Wir tranken jeder zwei Helle vor der Fahrt zum Flughafen. Funktionierte gleich viel besser in Gesellschaft, geteilte Vorfreude in Kombination mit Alkohol auch immer eine tolle Sache. Zwei weitere Helle im Biergarten bei Airbräu vor dem Terminal. Ich war betrunken, hörte nicht auf zu reden, weg war die innere Ruhe. Jetzt gab ich wieder den Thomas Gottschalk für Arme, den Clown, über den meine Freunde lachten. Alkohol als Enthemmer und Verklemmungslöser führte bei mir auch dazu, dass ich mich in den Vordergrund drängte. Der Stoff als Gefühlsverstärker und in mir das Wissen, einen vierzig Jahre alten, mittlerweile erkannten, aber noch nicht austherapierten Minderwertigkeitskomplex mit mir herumzuschleppen.

Im Flugzeug berauschte Konversation, und meine alten Trinkwehwehchen waren auch sofort wieder präsent: das Kratzen im Hals, die Schluckbeschwerden, der geblähte Magen. Ich war seit Beginn meines Selbstversuchs nicht mehr krank gewesen. Ohne Alkohol keine Grippe oder Angina, sonst sehr verlässliche Lebensbegleiter. Welch Geschenk. Welch Überraschung. Wer konnte ahnen, dass der Verzicht auf Alkohol so schnell einen positiven Einfluss auf meine Gesundheit haben würde? Wieso verschwendete ich eigentlich so viele Gedanken an das, was ich ohne Alkohol ausließ, und wertschätzte diese neuen Vorteile der Abstinenz so selten? Ich döste weg.

4. Mai 2023: Späte Ankunft um 23 Uhr in Madrid, mit Taxi zum Hotel und dann die schlimmste Nacht des Jahres. Die anderen noch draußen unterwegs. Ich bleibe lieber im Hotel. Habe Angst, dass es sofort eskaliert, komme mit der Vorstellung, heute schon Teil eines Exzesses zu sein, nicht klar. Meine Amigos Riesenlust auszugehen, verständlich, hätte ich früher auch gehabt, gibt keine Stadt mit besserem Nachtleben als Madrid. Aber die Biere haben mir nicht gutgetan. Kann nicht schlafen, Herzrasen, Panikattacke, wälze mich hin und her, schwitze, Angst, dass dieser Alk-Kreislauf wieder beginnt, hasse es, hasse dieses Verlangen nach mehr Drinks, den Geschmack in meinem Mund, die Kopfschmerzen, schmeiße mir eine Ibuprofen-Tablette, kriege die Stimmen nicht ausgestellt, will weg von hier.

Wir trafen uns am nächsten Vormittag zum Brunch in einem Café beim Hotel. Mario und die anderen berichteten mir noch angeheitert von der vergangenen Nacht in der Bar. Ich erzählte nichts von meiner Hölle, nur dass ich ein anderes Zimmer beziehen würde, weil mir das alte zu laut vorkam, dabei war es vor allem voller böser Geister, mit denen ich auf keinen Fall noch einmal schlafen wollte. Wir besuchten ein Tennisturnier und schauten der neuen Nummer eins des Herrentennis, dem Spanier Carlos Alcaraz, dabei zu, wie er seinen Gegner aus Kroatien zerlegte. Wir tranken viele kalte Biere aus Plastikbechern. Fuhren zurück ins Hotel, duschten, zogen Anzüge und unsere besten Hemden an, dieser wunderbaren Stadt und unserem Mario zu Ehren.

Auf dem Tisch, den ich im Restaurant Amazónico reserviert hatte, standen bald Gin und Weißwein, und ab dem ersten Prost ritten wir eine Welle des Rausches durch die warme Nacht. Wie hatte ich das vermisst. Nach drei Monaten des Danebenstehens tat mir das Gefühl, wieder Teil der Gruppe zu sein, richtig gut. Wir aßen gemischte Vorspeisen und zum Hauptgang Picanha, brasilianisch zubereitetes Rindfleisch vom Drehspieß. Das deftige Dinner verhinderte, dass mir der Alkohol sofort zu Kopf stieg. Schluck für Schluck näherte ich mich langsam wieder meiner alten Form. Keiner von uns musste sich mehr über Trinkgeschwindigkeit oder -menge beweisen, aus dem Alter waren wir raus, das kam mir gelegen. Wichtig war nicht, wie viel wir vertragen konnten, sondern dass wir uns einig waren, heute zusammen zu rauschen. Niemals hätte ich es geschafft, in dieser Runde nur Wasser zu trinken. Dazu war mein neuer Lebenswandel noch nicht gefestigt genug. Wir erzählten uns die Geschichten, die wohl erzählt werden müssen, wenn sechs Männer mittleren Alters ihre Pegel kultivierten. What happens in Madrid stays in Madrid. Es wurden keine Kurzen bestellt, keine Sprüche gegrölt, wir genossen das Ambiente und den Buzz, das gemeinsame Wegdriften aus der Nüchternheit.

Ob ein Rausch sich bei mir gut entwickelte, hing auch vom Kontext ab, in dem ich trank. In Madrid fühlte ich mich sehr wohl, fast heimisch. Ich war vor vielen Jahren mit einer Frau aus Madrid liiert gewesen und immer wieder hierhergereist. Sie hatte mich in die spanische Lebensart eingeführt, mich bei mehreren Besuchen in der Arena Las Ventas sogar von der Schönheit des Stierkampfes überzeugen können, aber vielleicht war ich auch einfach nur sehr verliebt gewesen. Madrid lag auf einer Hochebene, mir bekam die trockene Hitze. Ich mochte die Musik, vom traditionellen Flamenco bis zu Reggaeton-Hits, die aus den Cafés und Bars schallten, die Gelassenheit, mit der die Madrilenen nach Einbruch der Dunkelheit die Zeit ignorierten, aßen, tranken, redeten und tanzten, so lange sie wollten. Das war schon sehr undeutsch und zog mich an, auch dieses Mal. Der Alkohol aktivierte in dieser Nacht Erinnerungen an eine romantische, unschuldige Episode meines Lebens. Diesen Flashback mit Mario und meinen Freunden zu teilen, die den Junggesellenabschied genossen und sich auf das Lebensgefühl in Madrid einließen, berührte mich, ja machte mich euphorisch.

Im Club Gunilla stieg ich auf Wodka Red Bull um. Ich hatte dann bald einen Filmriss. Auf den Fotos und Videos aus dieser Nacht ist mein Hemd bis zum Bauchnabel aufgeknöpft, trage ich Glas um Glas von der Bar zu den Jungs, halte ich mir brennende Wunderkerzen vor die nackte Brust, auf einem Foto umarme und küsse ich Mario. Ich mache einen ausgelassenen, fröhlichen Eindruck. Ich tanzte und sprach Frauen an, wie viele es waren, wusste ich nicht mehr, auch nicht, wie und mit wem ich zurück ins Hotel kam, aber dass ich alleine und weinend auf meinem Bett zusammenbrach, als draußen die Sonne aufging, das wusste ich noch, denn ich rief vollkommen desperat meinen Freund Richard in Düsseldorf an und sagte ihm, dass ich jetzt sofort meine Frau sprechen wollte, weil ich furchtbar eifersüchtig und überzeugt sei, sie habe einen neuen Freund. Richard war wie ein Bruder, immer für mich da, seit ich denken konnte, und auch jetzt.

Mein Rausch kippte im Morgengrauen auf die dunkle Seite und riss meine Wunden auf, die gerade am Vernarben gewesen waren, eine nach der anderen öffnete sich und drückte den Eiter an die Oberfläche. Angst. Wut. Scham. Eifersucht. Irrationaler, nicht zu kontrollierender Wahnsinn. Der Gefühlsverstärker Alkohol, der mir gerade noch mein Hoch des Jahres beschert hatte, zerrte jetzt meine negativen Emotionen aus dem Unterbewusstsein, und mir blieb nichts als Verzweiflung und Schluchzen.

Richard sagte mir, ich solle ihm zuhören, gut zuhören, ich sei auf der Droge Alkohol und in einem tiefen dunklen Wald, ich solle niemanden anrufen und niemandem schreiben, mich sofort schlafen legen. Morgen werde sich alles beruhigen. Delirium. Knock-out. Schwarzer, dichter Nebel. Albträume. Die Geister aus meinem ersten Zimmer waren mit mir mitgezogen und ließen mir keine Ruhe. Irgendwann weckte mich der Lärm des Staubsaugers der Putzfrau auf dem Flur vor meinem Zimmer.

6. Mai 2023: Liege da wie früher so oft, nackt im Hotelbett, draußen höre ich die Rollkoffer der Abreisenden, neben mir auf dem Kopfkissen liegt meine nasse Zahnbürste, ich muss wohl beim Zähneputzen eingeschlafen sein. Massives Schädelweh, als ob mir jemand einen Nagel in die Stirn hämmert. Chaos im Zimmer, Unterhose, Schuhe, Gürtel, eine halb volle Bierflasche der Marke San Miguel, die Kreditkarte, Abrechnungszettel. Wieso läuft der Fernseher? Wo ist mein verdammtes Handy? Bitte sag mir, dass ich niemandem geschrieben habe, nicht peinlich gewesen bin! Auf die Toilette, Gott sei

Dank nicht brechen, Ibu, mit Wasser aus dem Hahn runtergespült. Ist das ein Knutschfleck an meinem Hals oder getrocknetes Blut?

Samstagmittag in Madrid. Wir trafen uns zum Wundenlecken. Es gab jetzt zwei Möglichkeiten, und ich wählte natürlich die falsche. Runterkommen, ausnüchtern, den Abend und die Nacht so stehen lassen, war ja bis zum Zusammenbruch im Hotelzimmer auch sehr schön gewesen, langsam zurück in die Spur, so hätte man das Geschehene bewältigen können, aber ich bestellte beim Mittagessen sofort Cervezas und Weißwein, weiter betäuben, nur nicht klar werden jetzt, sondern vor den Gefühlen und Zweifeln, die letzte Nacht ausgebrochen waren, wegrennen, so schnell ich konnte. Zombie Nation, hell yeah, und sofort war ich wieder der laute Anführer, der ungefragt Runden bestellte, die die anderen gar nicht mehr wollten, weil ich nicht mehr aufhören konnte. Die Moral der Truppe intakt, die Stimmung trunken harmonisch. Barhopping durch das Stadtviertel La Latina und prost, prost, prost. Es wurde Abend, alibimäßig etwas essen, dabei ging es mir nur um den Stoff. Ich musste unbedingt auch Sangria probieren, wir waren schließlich in Spanien, schön alles durcheinandermischen, immer gut, immer weiter, bis ich nachts mit den letzten zwei Mohikanern in einer Bar versackte, weil ich Angst hatte, alleine aufs Hotelzimmer zurückzukehren. Sie hörten mir zu, das half immens.

Vor der Abreise am nächsten Mittag noch mal auf Vorrat in einer Tapasbar tanken, hach, schmeckte es hier gut, viva Madrid.

»War schön, dich mal wieder getroffen zu haben«, sagte ich in der Taberna Cazorla zu dem Glas Weißwein, das mein letztes sein sollte. Die Ausnahme endete genau hier, so war es mit mir selbst vereinbart. Ich hatte Angst vor dem Kater, der zu Hause auf mich wartete, Sorge, nicht mehr runterzukommen, in alten Fahrwassern zu ersaufen. An was sollte ich mich in meinem Leben in München festhalten, wenn nicht am Glas? Im Flugzeug angeregter Anekdotenaustausch, alle noch hyper vom gerade Erlebten. Mario bedankte sich, seine Erwartungen waren übertroffen worden. Was für ein Junggesellenabschied, wäre der auch nüchtern so intensiv gewesen? Wir landeten, meine Freunde fuhren nach Hause. Sie würden morgen zur Arbeit gehen, ein paar Tage Pause machen und dann gemütlich weiterpegeln.

Und ich?

Kapitel 8

Trinken mit Kindern

> 18. Mai 2023: Vatertag – was für ein Unterschied zu letztem Jahr! Damals zwei Weißbier im Wirtshaus gefrühstückt, dann zu Mario und den Jungs in den Biergarten und den ganzen Tag versoffen, am Tag danach Monsterkater plus Sonnenbrand. Dieses Mal wieder im Biergarten, aber mit Brotzeit, stillem Wasser und der Familie. Die Kleine happy auf der Rutsche am Spielplatz. Auf dem Fußweg an der Isar die alkoholisierten Herrenumzüge, Typen mit geröteten Gesichtern, wie Saufburschenschaften, Bierkästen in Bollerwagen hinter sich herziehend. Sind schon ein limitiertes Geschlecht, wir Männer, manchmal. Ich spiele mit meiner Tochter Mau-Mau und bin froh, dass ich ihr nichts beweisen muss.

Ich hatte keine Zeit, mir über den Junggesellenabschied und seine Folgen lange Gedanken zu machen, vielleicht war das meine Rettung. Mein privater und beruflicher Stress gestatteten mir keine Hirngespinste, die Alkoholkonsum beinhalteten. Kater konnte ich mir gerade einfach nicht leisten. Ich schlief ein paar Tage schlecht, aß Leberkässemmeln, Pizza und Dürüm Döner mit Zwiebeln und scharfer Soße, aber setzte meine Abstinenz fort. Interpretierte es als Zeichen meiner Stärke, wieder aufhören zu können.

Ja, ich habe ein Problem mit Alkohol, dachte ich, aber anscheinend keines, das so groß war, dass es für mich nicht aus eigener Kraft zu bewältigen wäre.

Ich brach zu Dreharbeiten auf, arbeitete mit meinem Team weiter an der Dokumentation über SMS-Betrüger. Mir hatte mein Job als Reporter vor der Kamera noch nie so viel Spaß gemacht wie in den letzten abstinenten Monaten. Ich fühlte mich selbstsicher und wohl mit meiner Ausstrahlung, verdrängte die Nervosität und Aufregung vor den Drehtagen nicht mehr mit Bier oder Wein, sondern konfrontierte meine Unsicherheit und stellte mich meinen Zweifeln. Ich war aufgeräumt und klar, wenn mir der Kameramann »Felix, wir laufen« zurief, und das würde man in der fertigen Dokumentation auch sehen. Sie sollte der stimmigste und erfolgreichste Film meiner noch jungen Fernsehkarriere werden.

Nach der Drehreise zog ich in meine neue Wohnung, mit der ich so viel Hoffnung verband. Ich wollte die konfliktreichen Monate abhaken, durchatmen und zu mir kommen. Sehnte mich nach Ruhe und kurzen Momenten der Freiheit, danach, mal wieder ich sein zu dürfen, ohne Rücksicht auf andere nehmen zu müssen. Aber in den ersten Wochen spürte ich ausschließlich verzweifelte Einsamkeit. Draußen das gute Wetter und die geselligen Bierrunden, drinnen ich mit meinen Sorgen. Ich wurde nicht mehr jeden Morgen von meiner Tochter geweckt, ausschlafen konnte ich trotzdem nicht. Schreckte bei Sonnenaufgang hoch, und meine Gedanken sprangen sofort an. Ich las dann schwierige Nachrichten in meiner *New-York-Times*-App oder starrte auf die provisorische Glühbirne an der Decke.

Ich musste mir meine Möbel nach und nach neu zusammenstellen, lebte anfangs spartanisch wie zu meinen Studentenzeiten. Einzig das Kinderzimmer war schon einzugsbereit. Ich ertrug das Heimkommen nicht, wenn meine Tochter nicht bei mir sein konnte, weil diese Wohnung noch nicht mein Zuhause war. Versackte mit Ingwerlimonade im Schumann's, manchmal alleine, ohne meine Freunde, weil sie auch nicht immer Zeit hatten, mich zu trösten. Spazierte planlos durch das schon sommerlich anmutende München, an den Tischen der Schanigärten vorbei, wo trinkende Menschen saßen, die mich und meinen Kummer nicht wahrnahmen, wieso sollten sie auch? Ich versuchte, mir Ziele zu setzen, irgendwie Hoffnung in der Zukunft zu verankern, und tatsächlich, zu Beginn der Pfingstferien durfte ich für ein paar Tage raus aus meiner Wohnung und eine Auszeit von meinem Selbstmitleid nehmen. Meine Tochter und ich machten Urlaub, zum ersten Mal zu zweit.

Das Feuerstein Nature Family Resort lag wie ein gestrandetes Raumschiff im Pflerschtal in den Südtiroler Alpen, umgeben von Gebirgszügen, Bachläufen und Almwiesen. »Ihr Kraftort für einen abwechslungsreichen und naturverbundenen Familienurlaub«, warb es auf seiner Website.[29] Der Aufenthalt im Feuerstein war so konzipiert, dass man das Raumschiff nicht verlassen musste, weil einem jeder Wunsch erfüllt wurde, bevor man ihn denken konnte: Betten aus Zirbenholz, Frühstücksbüfett mit frisch zubereiteten Biorühreiern, Mittagsjause, Vier-Gänge-Dinner-Menü mit Sommelierbegleitung, Badelandschaften, Spielscheune, Räuchermeditation bei Brigitta, Mountain-Spa inklusive Panoramasauna, Fitnessstudio, Pferdestall und Reithalle, und damit wir ausgelaugten Großstadteltern uns auch im Urlaub nicht zu viel mit unseren Kindern beschäftigen mussten – Kita und Kindergarten.

Ich hatte letzten Dezember mit meiner Frau und Tochter schon einmal Urlaub im Feuerstein gemacht. Auch den Kraftort unweit des Brenners verband ich mit meiner Vergangenheit. Und dem Trinken. Damals liefen unsere Konflikte derart aus dem Ruder, dass wir uns nur noch schweigend beim Dinner gegenübersaßen, und ich versuchte, mir die Abende mit Wein und Gin Tonic erträglicher zu gestalten. Die Frage, ob meine Trinkerei und die darauffolgende gereizte Katerstimmung für Streits verantwortlich gewesen waren, sie gar befeuert hatten, hatte ich mir damals nicht gestellt. Auch nicht hinterfragt, ob ich mich vielleicht so oft betäubte, weil unsere Beziehung schon länger nicht mehr funktionierte, ich das aber nicht wahrhaben wollte. Eine Lösung für unsere Ehekrise fand ich jedenfalls wenig überraschend weder an der Bar noch bei der Weinprobe.

Meine Tochter und ich kamen bei unserem zweiten Besuch an einem sonnigen Montagmittag an. Ich stellte die Koffer auf unser Zimmer, und dann gingen wir ins Restaurant, zur Jause. Wir hatten nach der vierstündigen Fahrt Hunger. Viele der Gäste saßen auf der Terrasse, zu Pasta oder Käse vor beeindruckender Alpenkulisse tranken sie Aperol Spritz, Bier oder Wein. Die Kinder tunkten Pommes in Ketchup, Rigatoni in Tomatensoße, fragten, wann sie sich endlich eine Kugel Schokoeis mit Streusel holen durften, und ihre Eltern prosteten sich zu. Ganz normale Urlaubsstimmung eigentlich, aber erstaunlich, was die letzten Monate mit mir gemacht hatten. Ich empfand das, was hier unter Entspannung und Genuss in den Ferien abgeheftet wurde, das Alkoholisieren im Beisein der Kinder, als total unangebracht. Welches Weltbild vermittelten wir den Kleinen, wenn Urlaub bedeutete, dass Mama und Papa sich konstant einen anzwitscherten? Wie sollten sich unsere Kinder später einmal frei und unbefangen für ein Leben mit oder ohne Alkohol entscheiden können, wenn sie ein Leben ohne nie kennenlernten? Wenn sie in ihrem Unterbewusstsein schon mit drei, vier, fünf Jahren die selbstverständliche Präsenz von promillehaltigen Getränken, die Gerüche und Launen ihrer Eltern im Zusammenhang mit Alkoholkonsum abspeicherten?

Ich analysierte das Treiben bei diesem nüchternen Aufenthalt im Feuerstein wie ein Spion, der eine feindliche Organisation unterwanderte, um ihre Schwachstellen zu entlarven. Konnte nicht glauben, dass ich noch vor wenigen Monaten Teil dieser Aufführung gewesen war. Schämte mich im Nachhinein vor meiner Tochter. Und meiner Frau.

Im Foyer des Feuerstein lief man nach der Ankunft und dem Check-in auf eine rechteckige, meterlange, von allen Seiten zugängliche Bar zu. Willkommen im Feuerstein, ein Drink gefällig? Im Dezember hatte ich mir hier vor und nach den Abendessen Gin Tonics mischen lassen, die in pokalähnlichen Gläsern serviert wurden. »Aufs Zimmer schreiben, Signor Hutt?« Si si. An der Bar waren schnell Bekanntschaften mit gleichgesinnten Eltern entstanden. Mein Aufbau neuer Kontakte, das bemerkte ich in dieser abstinenten Urlaubswoche, beschränkte sich deutlich, als ich die Edeltränken des Hotels mied.

Der Rhythmus im Feuerstein ähnelte dem in Florenz, wir waren ja schließlich auch in Italien. Mittags Anglühen bei der Jause, nachmittags Aperitivo, abends wartete dann die noble Flasche Wein im Kühler am Tisch. Drumherum ein Programm, das sich vermeintlich an den Wünschen der Kinder orientierte, aber zum Glück war das Raumschiff so konstruiert, dass man für das nächste Gläschen keine weiten Wege gehen musste. Bevor man das Restaurant betrat, durfte jeder Gast an einem deckenhohen Weinschrank entlangspazieren, vor dem der Sommelier einen Tisch mit Flaschen aufgebaut hatte, die er am jeweiligen Abend empfahl, und deren wertvollen Inhalt man bei ihm probieren konnte. Die alkoholischen Getränke wurden zusätzlich berechnet. Kultivierte man während des Aufenthalts verlässlich seinen Rausch, steigerte man den Profit des Feuerstein. Schadete man seiner Gesundheit, verdiente also jemand anders sehr gut daran. Dieses globale Erfolgsrezept der Alkoholindustrie funktionierte auch im Kraftort Feuerstein, wo man doch eigentlich Körper und Geist Erholung und seinen Kindern uneingeschränkte Aufmerksamkeit schenken wollte.

24. Mai 2023: Das Leben ohne Alkohol ist wie ein Leben ohne Filter. Vielleicht war das Personal letztes Mal schon manchmal nachlässig, vielleicht war der Espresso auch oft kalt, wenn er an den Tisch kam, vielleicht hatte ich die gleichen seltsamen Gedanken, als ich die halb nackten Körper einiger Eltern im

> Schwimmbad gesehen habe, bei denen ich mich frage, wie man so wenig auf sich achten, sich selbst so wenig lieben kann, trotz ihrer finanziellen Möglichkeiten, der Badeanzug von Hermès, die Plauze von Aperol. Wenn ja, dann hat Marco, der Sommelier, mir damals mit seinen Weinen geholfen, die Realität zu verdrängen, mit dem roten Merlot-Cabernet »Cornelius« zum Lammrücken, einem Chardonnay von Elena Walch zum Zander. Man sieht das Leben klarer ohne Alkohol, aber das macht es nicht immer besser, sonst wäre Alkohol ja nicht so populär. Von hinter der Promillewand kommt man erst mal leichter mit den Widersprüchen und Unannehmlichkeiten klar, begegnet ihnen deutlich toleranter, bis die Promille verschwinden und der Kater knurrt.

Ich machte mein Smartphone aus und legte es in den Safe. Parkte meine Tochter nicht im Kindergarten. Passte mich ihrem Rhythmus an, ließ mich auf sie ein. Wir gingen so lange schwimmen, wie sie Lust hatte. Sprangen in der Spielscheune Hand in Hand ins Heu. Bemalten Hölzer, aus denen wir kleine Gitarren und Schwerter schreinerten. Sammelten Äpfel und fütterten die Pferde im Stall. Staunten über den Seifenblasenkünstler bei seiner Aufführung vor dem Kamin. Verkleideten uns mit Kostümen aus der Requisite. Lasen *Petterson und Findus*. Puzzelten wie die Weltmeister. Tranken kaltes Quellwasser. Aßen, was wir wollten. Bauten ihrer Puppe ein Bettchen aus Kissen. Saßen vor dem Schlafengehen auf dem Balkon, schauten in den dunklen Himmel über den Bergen und sagten uns, dass wir uns bis zu den Sternen und zum Mond und zurück lieb hatten.

Was bekam ich ohne den Druck?

Alles.

Nach unserem Kurzurlaub im Feuerstein besuchten meine Tochter und ich die Premiere von Hans Christian Andersens *Schneekönigin* in einem Kindertheater in München. Vor Beginn der Aufführung betrat der Regisseur die Bühne und erklärte, dass man wochenlang intensiv geprobt habe, die Schauspielerinnen und Schauspieler aufgeregt und voller Vorfreude seien und das Ensemble nach der Vorstellung erst mal zusammen Sekt trinken werde.

»Was ist Sekt, Papa?«, fragte meine Tochter.

»Ein Getränk für Erwachsene, mit Alkohol«, sagte ich.

Sie nickte kurz und blickte dann erwartungsfroh auf die Bühne. Jetzt musste doch endlich diese wunderschöne Schneekönigin auftreten, die sie sich in ihrer Fantasie seit Tagen ausgemalt hatte. Ich sah meine Tochter an und dachte an Sekt. Was machte das mit ihr, wenn sie von diesem Nachmittag auch mitnahm, dass Erwachsene Alkohol trinken, zur Feier des Tages, nach einer gelungenen Theateraufführung?

Was hatte es mit mir gemacht, dass ich mich im Rahmen meiner Kommunionsfeier an meinen Anzug mit Fliege erinnerte, aber auch an die Erwachsenen mit ihren Rotweinlippen, die sich beim Festessen auf mein Wohl zugeprostet hatten? An die Gäste, wenn sie zum Dinner zu meiner Mutter gekommen waren, als ich ins Bett musste und dann am nächsten Morgen in der Küche die leeren Weinflaschen roch?

Ich bat den Suchtexperten Professor Dr. Falk Kiefer um ein weiteres Gespräch, weil ich mir mein Unwohlsein wissenschaftlich einordnen lassen wollte. Vielleicht war ich ja durch meinen Selbstversuch übersensibilisiert und übertrieb es langsam mit dem Hinterfragen, aber mich plagten seit unserem Aufenthalt im Feuerstein-Hotel massive Zweifel am Umgang von Erwachsenen mit Alkohol vor Kindern.

Was richteten wir an, wenn wir ihnen schon im Kleinkindalter die Präsenz von Alkohol als selbstverständlich vermittelten? Wenn es im *Pumuckl*-Hörbuch meiner Tochter hieß: »Meister Eder musste auf das Erlebnis hin unbedingt einen Schluck trinken und ging in die Wirtschaft um die Ecke.« Wenn ein Picknick oder der Ausflug an den See bedeutete, dass Mama und Papa dabei mit Weißwein oder Hellem anstießen? Wenn die Väter beim Zoobesuch oder im Bergtierpark mit der linken Hand den Kinderwagen schoben, mit der rechten das Augustiner an den Mund führten? Wenn auf Spielplätzen Feierabendabsacker gestürzt wurden? Wenn bei Kitapartys und Kindergeburtstagsfeiern die Bier- und Proseccoflaschen neben Schokomuffins und *Bibi-und-Tina*-Tonies standen, obwohl sich kein Kind das Gesöff gewünscht hatte?

Was speicherten unsere Kinder in ihren Gehirnen und ihrem Unterbewusstsein ab, wenn sie im Supermarkt an der Kasse die kleinen Fläschchen neben den Überraschungseiern wahrnahmen, bei denen ihre Eltern zusammenzuckten, wenn sie sie anfassten oder gar in den Einkaufswagen warfen? Wie wirkte es sich auf das Gemüt einer Dreijährigen aus, wenn ihr Vater, ich, auf ihrer Geburtstagsfeier so tief ins Glas schaute, dass er betrunken auf selbiges stürzte und sie an diesem Abend nicht ins Bett brachte, sondern blutend in der Notaufnahme auf einen Arzt wartete, der seine Wunde nähte? Wie oft hatte ich vor meiner Tochter getrunken, ohne mir dabei etwas zu denken? War mit ihr ins Wirtshaus gegangen, weil ihr Kässpätzle und Kaiserschmarrn schmeckten, was mir als Ausrede gedient hatte, um während des Essens drei Helle wegzuzischen?

Eigentlich hatte ich mich in Bezug auf meinen Alkoholkonsum vor meiner Tochter nicht anders verhalten als mein Vater vor mir. Mich bedrückte die scheinbar alternativlose Sozialisierung unserer Kinder mit der Präsenz von Alkohol. Sollten sie nicht wenigstens eine Wahl haben? Wie konnte ich meiner Tochter helfen, sie schützen, damit sie sich unvorbelastet dem Thema näherte?

»Kinder lernen erwachsenes Normalverhalten kennen«, sagte Kiefer, »und stellen, wenn sie größer werden, ihr eigenes Verhalten seltener infrage, wenn es diesem Normalverhalten entspricht. Trinken die Erwachsenen in ihrem Umfeld Alkohol, ist das Bestandteil des Normalverhaltens der Menschen, an denen sie sich orientieren. Probieren sie später als Jugendliche ihren ersten Schluck Alkohol, haben ihren ersten Schwips, dann kommt das Belohnungssystem im Gehirn in Gang, fängt das alkoholassoziierte Lernen an. Da könnte man noch sagen, ja, das tut mir gut, macht Spaß, aber ich weiß um die Gefahren, möchte nicht zu den komischen Trinkern gehören. Wenn man aber als Kind schon verinnerlicht hat, es trinken alle, und es spricht nichts dagegen, weiterzutrinken, führt die gesellschaftliche Normalität des Alkoholkonsums dazu, dass man sein Trinkverhalten von Anfang an nicht anzweifelt.«

Ich erzählte Kiefer von den Nachmittagen mit meiner Tochter, von den Wirtshausbesuchen nach dem Spielplatz, wie ich unsere gemeinsame Zeit vor meiner Abstinenz auch für meinen Durst benutzt hatte. Kiefer erklärte mir noch einmal geduldig, dass, wenn man seinen Alltag am Alkoholkonsum ausrichtete, man Gelegenheiten suchte, um zu trinken, und man dafür negative Konsequenzen in Kauf nahm, dass man dann mit diesem Verhalten auf jeden Fall Abhängigkeitssymptome zeigte. Er meinte auch mich.

Ich widersprach nicht, denn ich merkte längst, wie gut ich meine Vaterrolle ohne den Alkoholkreislauf von Rausch und Kater ausfüllte. Es gab keinen Bereich, in dem die Vorteile der Abstinenz so offensichtlich in Erscheinung traten wie im Umgang mit meiner Tochter. Ich hatte eine höhere Frustrationstoleranz, wenn einmal etwas nicht wie geplant lief, was bei Kindern ständig vorkam. Ich war ruhiger und konnte mich auf meine Tochter einlassen, war aufmerksamer, geduldiger. Kinder haben einen anderen Umgang mit Zeit, der sich noch nicht an der Uhr orientiert. Sich dem anzupassen, mein Smartphone wegzulegen und eine Sandburg zu bauen, sie am Ende noch mit Kastanien zu verzieren, egal, wie lange das dauerte und wie viele Anrufe und Nachrichten ich währenddessen verpasste, war für einen Hochleistungs-auf-allen-Kanälen-ständig-erreichbar-Performer wie mich mühsam, aber mir gelang es immer besser. Mir fielen Ideen für Aktivitäten ein, die wir zusammen unternahmen. Übernachtete sie bei mir, dann war ihr Papa nicht nur körperlich, sondern auch geistig für sie da.

»Sie sind jetzt für Ihre Tochter verlässlich«, sagte Kiefer. »Verlässlichkeit ist für Kinder, auch wenn sie in die Pubertät kommen und ihre Eltern vielleicht nicht mehr ganz so oft brauchen, das Wichtigste. Es gibt ihnen die Sicherheit, zu wissen, wenn etwas anliegt, dann kann ich zu meinem Vater kommen, und der ist für mich da. Kommt ein Kind hingegen zum Vater, und der ist angedudelt oder redet betrunken Quatsch, dann verliert es dieses Grundvertrauen. Das heißt nicht, dass man seine Kinder nicht erziehen und ab und zu ein Bier trinken kann. Aber wenn man achtmal klaren Verstandes ist und zweimal angetrunken, dann ist man eben nicht mehr verlässlich.«

Kiefer sagte, dass es für unsere Kinder nicht leicht sei, in dieser Welt mit Alkohol umzugehen, denn es gäbe viele Erwachsene, die Alkohol konsumierten, Jugendliche, die sich gegenseitig motivierten zu trinken, weil sie sich dann cooler fühlten. Kinder profitierten von einem offenen Umgang ihrer Eltern mit dem Thema. Je verdruckster Eltern sich in Bezug auf Alkohol verhielten, desto wahrscheinlicher, dass bei ihnen ein Unwohlsein mit ihrem eigenen Trinkverhalten vorlag.

Nach dem Gespräch brauchte mich niemand mehr zu motivieren, auch nach Beendigung meines Selbstversuchs abstinent zu leben oder zumindest sehr verantwortungsvoll Alkohol zu konsumieren. Ich musste nichts weiter tun, als nichts zu trinken, und wäre meiner Tochter damit ein besserer Vater. Meine Selbstsicherheit, für die Unversehrtheit meiner Tochter sorgen zu können, manifestierte sich mit jedem Tag ohne Alkohol. Auch die Vorstellung, dass ich ihr helfen würde, einen anderen Zugang zum Umgang mit Alkohol zu finden, als ich ihn erfahren hatte, ermutigte mich. Ich nahm mir vor, ihr etwas anderes vorzuleben, als mir vorgelebt worden war. Ich wollte an Professor Kiefer und seine Aussagen denken, wenn der Bär mich das nächste Mal in seine Höhle lockte, mir die Stimme der Versuchung ein Date mit meinem Freund Charlie Sheen schmackhaft machte.

Im Restaurant des Feuerstein-Hotels hatte mir der Sommelier am letzten Abend unseres Urlaubs unaufgefordert ein Glas Roséwein neben meinen Teller gestellt. Ich lächelte ihn an und sagte, dass er sich wohl in der Tischnummer geirrt habe. Neue, wohltuende Selbstverständlichkeiten erleichterten den Weg zur Abstinenz. Sehr befreiendes Gefühl. Nach dem Abendessen besuchten wir den Souvenirshop. Ich schenkte meiner Tochter ein Stofftier, einen Flammi. So hieß der kuschelige Feuersalamander, das Maskottchen des Feuerstein Nature Family Resorts.

Flammi steht seitdem neben ihrem Bett im Kinderzimmer meiner Wohnung und passt auf sie auf, während sie schläft. Mich erinnert er an eine der schönsten Wochen meines Lebens. Meine Tochter hoffentlich auch.

Kapitel 9

Der Sommer der letzten Male

88. Minute: Leroy Sané sprintete in den Strafraum, die Verteidiger abgehängt, den Ball auf seinem starken linken Fuß, wie wichtig wäre jetzt bitte dieser Treffer? Marvin Schwäbe, Torhüter des 1. FC Köln, stürzte aus seinem Kasten, machte sich groß, verkürzte den Winkel, Sané schoss, und Schwäbe parierte überragend. Es stand weiter eins zu eins. Alles sprach in diesem Moment kurz vor Abpfiff dafür, dass dieses Jahr nicht der FC Bayern München, sondern Borussia Dortmund deutscher Fußballmeister werden würde. Die Bayern brauchten ein Tor, sie mussten dieses Auswärtsspiel in Köln gewinnen und darauf hoffen, dass Dortmund parallel im Heimspiel gegen den FSV Mainz 05 nicht drei Punkte holte.

Der Kampf um die Meisterschaft war schon lange nicht mehr so spannend gewesen wie an diesem Pfingstsamstag. Ich schaute auf meinem Laptop in der Küche die letzten Minuten der Bundesligasaison. Durch das Küchenfenster wehte warme Luft herein. Die Vespas knatterten über die Herzogstraße nicht weit von meiner Wohnung in Schwabing, aus den Cabrios ertönte Musik, und im Englischen Garten lagen die Sonnenanbeter und bräunten sich, während die Jogger ihre Runde drehten. München fühlte sich an diesem Frühsommertag wieder einmal wie die nördlichste Stadt Italiens an. Wieso durfte ich dieses Gefühl bloß mit niemandem teilen? Warum bedeutete Nüchternsein noch viel zu oft, alleine zu weinen? Wann zeigten sich mir endlich Alternativen zur geselligen Trunkenheit auf, die um mich herum alle praktizierten? Auch aus einigen der Nachbarwohnungen war die aufgeregte Stimme des Fußballkommentators zu hören.

Felix Hutt, Bayern-Fan seit 1985, tigerte zwischen Herd und Kaffeemaschine hin und her, implodierte vor Anspannung. Mit meiner Verehrung für den FC Bayern München verhielt es sich wie mit meiner Liebe zum Oktoberfest. Man konnte diese Leidenschaft nur nachvollziehen, wenn man, wie ich, damit aufgewachsen war. Meine Verbundenheit zu München war in meiner DNA abgespeichert, das Mia-san-Mia der Bayern-Fans Teil meiner Identität, genau wie die Abgrenzung vor den Neidern, die man als Bayern-Fan von Anfang an zu ertragen lernen musste. Ich dachte an »Euer Hass ist unser Stolz«, einen der Slogans aus der Südkurve, wenn ich mal wieder als Erfolgsfan verspottet wurde.

Als Sechsjähriger hatte ich zum ersten Mal den Gewinn einer Deutschen Meisterschaft bewusst wahrgenommen. Ich erinnere mich, wie der Verteidiger Hansi Pflügler 1985 im alten Olympiastadion die Schale in die Höhe reckte und ich vor dem Fernseher unserer Nachbarn jubelte. Mir war egal gewesen, welche Sammelbilder der anderen Mannschaften ich für mein Panini Album tauschte, solange meine Bayern, Roland Wohlfarth, Sören Lerby oder Jean-Marie Pfaff, mir aus diesem entgegenstrahlten. Zum Geburtstag oder zu Weihnachten wünschte ich mir die roten Bayern-Trikots mit der Commodore-Werbung.

Ich hatte in der F-Jugend ein Angebot der Bayern, entschied mich aber für Tennis. Blieb ein leidenschaftlicher Bolzplatzkicker. Ohne dass ich es an einem Ereignis oder Zeitpunkt festmachen könnte, wurde mit den Jahren aus dem aktiven Hobby Fußball eine passive Sehgewohnheit, entwickelten sich das Fußballgucken und der Alkoholkonsum zu einer Symbiose. Das eine kam mit dem anderen. Meine Freunde und ich schauten die Spiele des FC Bayern München oder der Nationalmannschaft bei Europa- und Weltmeisterschaften, vor dem Fernseher oder im Stadion, und tranken dabei Alkohol, basta.

Zu Heimspielen der Bayern in der Allianz Arena gegen Real Madrid oder Barcelona schmuggelten wir kleine Wodkafläschchen ins Stadion, weil bei internationalen Spielen kein Alkohol ausgeschenkt werden durfte, und mischten den Schnaps mit Cola, die wir im Stadion in Plastikbechern kauften. Der berühmte Tiefpunkt dahoam, das Champions-League-Finale 2012 gegen den FC Chelsea in München, schmeckt bis heute für mich nach Cuba Libre, weil ich während des langen Spiels, das erst im Elfmeterschießen entschieden worden war, bei einem Freund viel zu viel Rum mit Cola und Limettensaft getrunken hatte. Der Kater setzte direkt nach Abpfiff ein, die Bayern hatten verloren, und die Stadt versank in Trauer. Im folgenden Jahr gewannen wir die Champions League, und mein Freund Roland zündete in der Straße vor der Kneipe, in der wir vor einer Leinwand gebangt und gezittert hatten, ein Bengalo, danach liefen wir mit Tausenden über die Leopoldstraße, »Super Bayern« rufend, Augustiner in den Händen, Promille im System, Exzess ohne Sperrstunde.

Man musste meine Liebe zu meiner Stadt und diesem Fußballverein kennen, um zu verstehen, welche Emotionen sich an diesem Samstag, dem 27. Mai 2023, um 17:19 Uhr, Bahn brachen.

89. Minute: Serge Gnabry mit dem Ball auf der linken Seite am Strafraum der Kölner, vielleicht die letzte Aktion, die letzte Chance, Dortmund lag noch zurück, ein Tor würde reichen, aber ohne das Tor keine Deutsche Meisterschaft. Gnabry passte zu Jamal Musiala, dem Supertalent, perfekte Annahme, sein Rücken zum Tor, dann drehte sich Musiala in Sekundenbruchteilen auf, ein Wundermove, dabei legte er sich den Ball auf den rechten Fuß, er zog ab, an den Verteidigern, am chancenlosen Marvin Schwäbe vorbei ins rechte Eck. Tor. Toor. Tooor. Tooooooooooor! Implosion? Explosion! Ich schmiss meinen Teller gegen die Wand und lief durch die Wohnung, wusste nicht, wohin mit mir. Schrie irgendetwas, auch Thomas Müller schrie nach Abpfiff in Köln irgendetwas in die Mikrofone der Reporter, und auf einmal war mir alles egal, was mich die letzten Monate diszipliniert hatte, mein Abstinenzkonto, mein Selbstversuch, meine Vorsätze. Dieses Traumtor holte mein Fuck-it-Gen aus seinem Zwangsurlaub zurück, diese Meisterschaft musste gefeiert werden, und das ging nicht ohne Alkohol, dazu wollte ich kein stilles Wasser im Glas, meine Gefühle überschlugen sich, heute brauchte ich einen Joker.

Ich mietete mir einen Carsharing-Wagen und reihte mich auf der Leopoldstraße hupend in den Autokorso der Bayern-Fans ein, fuhr durch das Siegestor bis zum Odeonsplatz drehte vor der Feldherrnhalle um, wiederholte meine Triumphrunde mehrere Male, bis ich Adrian zum Abendessen im Restaurant Brenner traf. Zwei Flaschen Riesling, zwei Tanqueray Tonic. »Na, Huttinger, an deinem Zug hat sich aber nichts geändert, immer noch top«, sagte Adrian.

Weiter in die Cohibar, wo sie Merengue und Salsa spielten, tanzen und auf meine Bayern anstoßen, bailamos, bailamos, und dazu Cuba Libre, so viele ich wollte. Was war noch mal die Gamma-GT? Wo war meine Kontrolle? Ach, scheiß drauf.

Möchtest du mit mir nach Hause kommen?

Nein danke.

Ich habe schöne innere Werte, und sie werden immer schöner werden, eigentlich trinke ich nämlich nichts, weißt du?

Alles gut, gracias.

Kann ich deine Nummer haben? Magst du vielleicht meine?

Ciao, Felix.

Alleine im Taxi nach Hause, bezahlen mit zerfledderten Fünf-Euro-Scheinen, zwanzig, stimmt so. Die letzten Salamischeiben aus dem Kühlschrank runterschlingen, Zähne putzen auslassen, zu fertig, ab auf die Matratze und mit Sonnenaufgang nach zwei, drei Stunden Schlaf dann gleich wieder hoch, ah ja, da war sie wieder, die Unruhe des Restrausches, und auf einmal die negativen Gedanken auch sofort da, überall Probleme, nichts als Probleme und Vorwürfe. Was habe ich bloß angerichtet letzte Nacht? Das war's doch nicht wert, die Meisterschaft der Bayern doch nur eine billige Ausrede. Die Stimme der Versuchung jubilierte. Dein Absturz war überfällig, rief sie, den hast du mal wieder gebraucht. Hatte sie recht? Hatten mir die Stunden in der Cohibar vielleicht gutgetan, das Ausschalten meiner Ratio, das Freilassen meiner Emotionen, das Tanzen und Trinken, meine Kapitulation vor dem Dagegen-Ankämpfen? Und wenn ja, was folgte daraus? Wieder mitsaufen, meinen Selbstversuch stornieren? Auf welch wackligem Gerüst balancierte ich hier eigentlich? Wo war das Fundament meiner Abstinenz? Wohin hatte sich meine Überzeugung verkrochen, wo war meine Stimme der Vernunft?

Ich dachte an die Anonymen Alkoholiker, die trockene Jahre als Geburtstage feierten. Mit jeder dieser Geburtstagsfeiern erhöhte sich auch der Druck, denn wenn man einmal zehn Jahre Abstinenz geschafft hatte und dieses Kartenhäuschen mit einem Rückfall zum Einstürzen brachte, dann war es sicher schwer, daran zu glauben, noch mal so weit zu kommen. Ich hatte nicht einmal meinen ersten Geburtstag geschafft und schon versagt. Geil. Kalter Waschlappen ins Gesicht, Toilette, Zähne putzen, noch mal hinlegen, aber da ging natürlich nichts mehr, Kopfschmerzen gar nicht schön, warum hatte ich denn keine Ibus gekauft? Vollhorst.

Um neun Uhr morgens Tennistraining mit Mario. Ich erzählte ihm nichts von meinem Absturz, aber ihm fiel bald auf, dass etwas mit mir nicht stimmte. Beim Einschlagen hatte ich Probleme, den Ball in der Mitte des Schlägers zu treffen. Ich war vor wenigen Stunden aus der Cohibar getorkelt, die letzten Promille feierten in meiner Blutumlaufbahn noch Party. Katertennis, wie hatte ich das vor meiner Auszeit gehasst, wenn ich schon beim Betreten des Platzes wusste, dass ich keine Leistung bringen konnte, weil mein Körper noch mit Alkoholabbau beschäftigt war, ich angetrunken vermeintlich lustige Sprüche übers Netz rief, über die ich nicht einmal selbst lachen konnte, geschweige denn mein Trainingspartner, dem ich in meinem Zustand nicht von Nutzen gewesen war. Ich hatte in den letzten Monaten nicht oft Tennis gespielt, aber die wenigen Male genossen. Ich steckte lange Ballwechsel weg, ohne dass mein Puls zu sehr anstieg, war spritziger, ausdauernder und konnte mich besser konzentrieren.

Nach dem Training fuhr ich nach Hause, flackte ungeduscht auf der Couch, unfähig, zu essen, zu trinken, an etwas anderes zu denken, als dass ich mich für den Absturz verachtete. Draußen ein Pfingstsonntag wie aus dem Bilderbuch, alle beim Anbaden an den Seen, und ich verließ meine Wohnung nicht, vegetierte wie paralysiert vor mich hin. Las im Internet, dass sich ein ehemaliger Kollege das Leben genommen hatte. Verzweiflung, Niedergeschlagenheit, Zukunftspessimismus. Ich kannte die Stimmungen, die mich nun heimsuchten, was sie nicht weniger belastend machten. Ich wusste, dass sie auch physischen Ursachen zuzuordnen waren. Ich hatte wenig geschlafen, und mein Körper war nicht mehr an den Rausch und seine Folgen gewöhnt. Ich litt wie ein Hund. Gott sei Dank sah mich meine Tochter nicht in diesem Zustand.

Die Stunden vergingen, ich raffte mich langsam hoch, duschte, trank Wasser, kochte mir Pasta mit einem Sugo aus Tomaten und scharfer Salsiccia, und legte mich früh ins Bett. Was für ein verschwendeter Tag, wie traurig, aber es musste ja weitergehen, irgendwie, und wenn dieses Wochenende für etwas gut gewesen sein sollte, dann doch für die Erkenntnis, dass dieser Rückfall der letzte gewesen sein musste, ich so einen Tiefpunkt nie wieder erleben wollte, keinen weiteren Joker benötigen würde.

Zwei Tage später saß ich mit Daniele an einem Tisch auf dem Trottoir vor dem Schumann's, und wir sahen der Sonne dabei zu, wie sie auf der anderen Seite der Ludwigstraße über dem Bayerischen Innenministerium unterging. Daniele kam aus Berlin zu Besuch. Wir waren seit unserem Studium in den USA eng befreundet. Hatten uns schon lange nicht mehr gesehen und viel zu erzählen. Ich rang noch mit meinem Kater vom Wochenende und fackelte nicht lange, brach den Kampf einfach ab und bat Chefkellner Alexis um eine Flasche Rosé vom Weingut Knipser, als hätte es meinen Selbstversuch nie gegeben. Der nächste Joker, die nächste Ausnahme. Muss sein, sagte ich zu Alexis, Daniele, einer meiner besten Freunde, extra aus Berlin angereist, sehen uns nicht so oft, du verstehst. Alles klar, Felix, gerne. Auf die erste Flasche folgte die zweite. Daniele hätte die schon nicht mehr gebraucht, er wollte eigentlich nach Hause und auf meiner Dachterrasse einen Joint rauchen. Unser Kompromiss: zweite Flasche auf meinen Wunsch, mit der Rechnung noch schnell einen Gin Tonic und danach in Ruhe dampfen. Wir fuhren im Taxi zu mir und Daniele rollte eine Sportzigarette. Sucht traf auf Sucht und addierte sich zur Doppelsucht. Angetrunken. High. Reden ohne Tabus und zeitliche Einschränkung, und über unser funkelten die Sterne in dieser

Sommernacht. Ich genoss die Zweisamkeit. Und meinen Rausch.

Wir wünschten uns eine gute Nacht, meine sollte wieder sehr kurz ausfallen. Das Gras und der Alkohol verbrüderten sich und machten aus meinem Kopf ein schwirrendes Wespennest. Dieses Mal jagten mich nicht die Selbstvorwürfe, sondern die pure Angst. Dieser Abend war so schön gewesen. Hatte ich jetzt die Schleusen endgültig wieder aufgemacht und bekam sie nicht mehr zu? Was würde aus meinen Vorsätzen werden, aus meinem Buch? Wie sollte ich dem Verlag erklären, dass ich gescheitert und wieder aktives Mitglied im Club der Trinker geworden war? Ja, okay, ich hatte mir für jeden Monat einen Joker zugestanden und bis auf den Junggesellenabschied in Madrid noch keinen gezogen, aber die Joker waren für Notfälle gedacht gewesen. Nun hatte ich innerhalb von drei Tagen zwei verbraucht und traute mich gerade nicht zu prognostizieren, wie viele weitere ich noch benötigen würde.

Ich war lost. Was sollte ich tun, wie mich verhalten? War die Abstinenz am Ende gar keine gute Lösung, verhinderte sie Abende wie mit Daniele, die mein Leben doch auch bereicherten? Oder wäre unser Gespräch ohne Rosé und Bob Marley genauso intensiv gewesen? Ich ließ mir Blut abnehmen und schickte die Laborwerte der Ärztin. Wollte wissen, wie sich die Rückfälle körperlich auswirkten.

Das Wetter blieb beständig traumhaft. Das Leben spielte sich draußen ab. Einladungen zum Boule-Spielen, zur Geburtstagsfeier im Biergarten. Ich sagte ab, musste mich wieder von der Verlockung fernhalten, wie in den ersten Wochen der Abstinenz. Versuchte, mich abzulenken, konnte nicht nüchtern in meiner Wohnung herumsitzen, meine FOMO machte mich verrückt. Ich meldete mich für ein Tennisturnier an, gewann mein erstes Match und verlor mein zweites. Das Ergebnis war mir egal, der Sport diente ausschließlich der Therapie. Ich fiel nach den Spielen ins Bett und schlief gut.

> 2. Juni 2023: Eigentlich ist es doch ganz einfach: Ich mag mich selbst lieber ohne Alkohol und alles, was er mit sich bringt. Ich mag mich lieber ohne Autoaggression und Selbstanklage, ohne diese verdammten Nächte und verschwendeten Tage. Was kann es denn Wichtigeres geben, als dass man sich selbst liebhat? Als meine eigene Gesundheit, mein eigenes Wohlbefinden? Sind beide intakt, kann ich auch geben. Kämpfe ich mit mir, kann ich nichts geben. Wenn diese Ausnahmen (besseres Wording als »Rückfälle«) etwas Gutes hatten, dann, dass sie mir noch mal vor Augen geführt haben, was ich alles nicht verpasse, was ich alles nicht mehr brauche.

»Lieber Herr Hutt, ich hoffe, Sie hatten einen vergnüglichen Junggesellenabschied«, begann die Ärztin ihre E-Mail am 7. Juni 2023. Von meinen beiden weiteren Ausnahmen hatte ich ihr nichts erzählt. Sie waren mir peinlich. »Im Labor sieht man wieder einen leichten Anstieg der leberspezifischen Werte. Auch das Cholesterin und die Triglyzeride sind wieder auf die Novemberwerte gestiegen.«

Auf die Novemberwerte? Als ich noch in der Blüte meiner Alltagsalkoholiker-Trinkerkarriere stand? Mir wurde schlecht. Ich war dabei, einzureißen, was ich mir mühsam aufgebaut hatte.

Zusammenfassend sehe man wieder eine Steigerung der Laborwerte in Richtung des Novemberniveaus, schrieb die Ärztin weiter, die Tendenz entwickle sich parallel zum Alkoholkonsum. Jetzt werde es spannend, wie sich die Werte bei erneuter Abstinenz entwickeln. Herzliche Grüße und einen schönen Sommer!

Erneute Abstinenz.

Schöner Sommer.

Klar, schon richtig, aber wie sollte ich das bloß miteinander vereinbaren?

> 10. Juni 2023: Im Flaucher-Biergarten diese Frau mit ihrem gebräunten Gesicht, farblich dem Leberkäse in der Auslage nicht unähnlich, wie dunkles gegerbtes Leder, Helles vor sich, Zigarette in der rechten Hand, schon gut bedient zur Mittagszeit. Am Nebentisch das männliche Pendant, auch dunkelbraune Lederhaut, alleine mit seiner halb vollen Mass, den Kopf mit geschlossenen Augen wie eine Sonnenblume Richtung Licht gereckt. Ich frage mich, wie ihre Gesichter aussehen würden ohne die jahrzehntelange Alk-Nikotin-Kur? Wie würden diese Leben verlaufen, wenn sie nicht hier festklebten, weil es zur Schänke nur ein kurzer Weg ist? Egal, wie oft ich nüchtern weine, egal, wie unschön sich das alles ohne die Eintrittskarte zum Mitmachen anfühlt, muss mich das hier doch genug abschrecken, um das Trinken

für immer bleiben zu lassen, muss mir doch klar sein, dass es nur ein paar bittere Wendungen braucht, bis ich bei ihnen sitze.

Zum Glück reiste ich zu Dreharbeiten. Die Produktion des Films ging in die Endphase. Ich hatte die nächsten Wochen sehr viel zu tun, und wenn es um meine Arbeit ging, fiel es mir nicht schwer, Nein zu sagen. Da spürte ich die Vorteile des Nichttrinkens einfach zu eindrücklich. Morgens an ein Interview-Set zu kommen, mit tausend Sachen, an die ich denken musste, aber eben nicht daran, ob ich einen Kater hatte und wo ich den jetzt am besten versteckte, war eine Befreiung. Wenn sich das Team nach Drehschluss Absacker zum Runterkommen gönnte, saß ich mit meinem Wasser daneben, überzeugt, dass in diesem wichtigen Bereich meines neuen abstinenten Lebens keine Absturzgefahr bestand. Anspannung und Entspannung im Job ohne viele kleine Kölsch zu bewältigen, strengte mich nicht mehr an, weil ich die Verbesserung meines Auftretens vor der Kamera schnell gesehen und gespürt hatte. Die Nüchternheit als Akutmedikament, das sofort wirkte.

Auf dem Bertelsmann-Sommerfest in Berlin prostete ich der Moderatorin und Schauspielerin Jenny Elvers mit stillem Wasser zu. Sie hatte dasselbe Getränk gewählt, war sehr nett zu mir, vielleicht froh, dass sich noch einer fand, der keinen Alkohol konsumierte. Sie erzählte mir, dass sie jetzt in der Lüneburger Heide wohne und bald eine Streaming-Sendung mit ihr erscheine. Wir hatten jeder für sich gute Gründe, Bier und Weißwein zu meiden. Bei Feiern im

Arbeitsumfeld war mir die Anwesenheit von Prominenten, Vorgesetzten und Kollegen früher egal gewesen, da hatte ich viel und durcheinander getrunken und mir so meine Lockerheit beim Small Talk erkauft, ohne die ich jetzt, wassernüchtern, etwas verloren in der Gegend herumstand, noch ein bisschen den angeregten Gesprächen zuhörte und dann bald zurück ins Hotel spazierte.

Immer wenn meine Tochter bei mir wohnte in diesen Wochen, wir auf den Spielplatz gingen oder Ausflüge machten, schwieg die Stimme der Versuchung, denn sie wusste, dass sie dann keine Chance hatte. Die Zeit mit meiner Tochter gehörte uns, da gab es für den Alkohol keinen Platz mehr. Dachte ich. Bis wir für ein Wochenende an den Tegernsee fuhren, ein kleines Zimmer auf einem Bauernhof bezogen, Hühner fütterten, im See planschten und am späten Nachmittag das Waldfest in Bad Wiessee besuchten. In den Sommermonaten veranstalteten die Ski- und Trachtenvereine aus der Region Waldfeste, mit bayerischen Traditionen wie Goaßlschnalzern und Schuhplattlern, mit Hendl und Grillfleisch und, natürlich, mit Bier vom Fass.

Ich wusste nicht, ob es an dem harmonischen Tag lag, den meine Tochter und ich zusammen verbrachten, an meinen Erinnerungen an all die bierseligen Waldfeste, die ich die letzten Jahre besucht hatte, oder am Übermut, an der Euphorie, nach meinen beiden Ausnahmen wieder in die Spur gefunden zu haben, aber am Ende unserer Brotzeit auf dem Waldfest kaufte ich ihr Zuckerwatte und mir eine Radlermass. Es war heiß und das Hendl sehr salzig gewesen. Es gab kein stilles Wasser, nur welches mit Kohlensäure. Ich hatte schlicht und ergreifend Durst auf ein eiskaltes Bier. Und was soll ich sagen? Meine Erwartungen wurden nicht enttäuscht. Die ersten Schlucke erfrischten und beglückten mich. Es blieb bei einem Radler, bis zum nächsten Abend, da feierten wir mit einer befreundeten Familie auf dem Hirschberger-Waldfest, und dieses Mal trank ich meine Ausnahmemass, weil die Gesellschaft so nett, die Stimmung so gut, ich es leid war, beim Prosit immer auszusetzen.

Waren die zwei Biere nun ein Rückfall, musste ich für das Tegernsee-Wochenende einen weiteren Joker einsetzen? Oder durfte ich sie als nicht berücksichtigungswerte Ausnahmen abhaken und vergessen? Sollte ich mich locker machen und entspannen, weil ich dabei war, eine übertriebene, paranoide Bedrohungslage zu erschaffen, die sich von der Realität entkoppelt hatte? Ich die Stimme der Versuchung zu einem Herkules in meinem Kopf aufwertete, in dem ich mir rund um die Uhr mit ihr Gefechte lieferte? Oder waren die Biere vom Tegernsee ernst zu nehmende Dellen in meiner Bilanz, sehr wohl eines Jokers würdig? Klar, mit meinen Miniaussetzern hatte ich niemandem geschadet, aber warum brauchte ich sie immer noch? Warum waren die Erinnerungen an die Nachwehen der letzten beiden Räusche schon wieder so weit verblasst, dass ich leichtsinnig wurde, meine Disziplin verlor?

24. Juni 2023: WhatsApp an Pablo: »I am on a weekend with my daughter at Tegernsee, the lake we went to the first time you visited me and almost missed your plane because we had so many beers. It is paradise, no one bothers us, we sleep in a tiny room, swim in the lake and

the beer is so fresh, I had to make an exception from my rule ...«

Pablos Antwort: »I am happy to see you drinking before meeting you in Rome, ha ha ha!«

Auf dem Foto, das ich Pablo mit meiner Nachricht schickte, sah man meine Tochter mit Zuckerwatte und mich mit einer Mass Bier, im Hintergrund spielten die Musikanten des Waldfestes. Pablo und seine Frau Renata würden mit ihren vier Töchtern bald aus Argentinien nach Italien reisen, wo wir in Rom verabredet waren. Wir hatten uns vor über zehn Jahren bei einer Weinprobe in Mendoza kennengelernt, dem Epizentrum des argentinischen Malbec-Anbaugebiets, und uns versprochen, unsere Freundschaft trotz der Distanz zwischen Buenos Aires und München mit persönlichen Treffen lebendig zu halten. Pablo und ich hatten ein paar Wochenenden in London verbracht, in Pubs getrunken und diskutiert, weil er dort beruflich zu tun gehabt hatte. Er war ein emotionaler, politischer Mann, dem die Zerwürfnisse in seiner Heimat, die Hyperinflation, die Schuldenkrise sehr zu schaffen machten. Der Stoff ging uns nie aus, auch nicht im Glas. Pablo war ein weiterer Freund, bei dem ich mich an kein Treffen erinnerte, an dem wir nicht zusammen Alkohol konsumierten.

Wie vor Marios Junggesellenabschied gab ich auch jetzt kampflos auf. Ich versuchte gar nicht erst, in Rom nüchtern zu bleiben. Pablo um Rücksicht zu bitten, dass es dieses Mal ohne Alkohol gehen musste. Mein Drang, unser Treffen als Ausnahme zu missbrauchen, schien größer zu sein als der Wille, dieses Wochenende mit Alternativen zu füllen, an denen es in Rom wahrlich nicht mangelte.

Wir tranken Aperitifs im Restaurant Dal Bolognese an der Piazza del Popolo, irgendetwas mit Tequila, eine Empfehlung des Kellners, danach Weißwein zum Pulpo, Limoncello zum Dessert, später viele Gin Tonics in einer Bar am Tiber.

Irgendwann in dieser Nacht gestand mir Pablo, dass er meinen Wunsch nach einem Leben ohne Alkohol nicht nachvollziehen konnte, aber aus Rücksicht auf meinen Selbstversuch und mein Buch dieses Mal auch verzichtet hätte. Das machte mich traurig. Einmal mehr schien das Insistieren, zu trinken, vor allem von mir auszugehen.

Ich ließ es laufen, wusste ja nicht, wann sich die nächste Gelegenheit zur vermeintlich begründbaren Ausnahme bieten würde. Auf dem Rückflug saß ich verkatert neben meiner Tochter und schwor mir, dass dieser Joker nun wirklich der letzte gewesen sein musste, aber das Vertrauen in meine Fähigkeit, die Drinks abzulehnen und das Richtige zu tun, war in sich zusammengeschrumpft wie eine pralle Traube, der man die Feuchtigkeit entzogen hatte und von der nur noch eine hässliche Rosine übrig geblieben war.

13. Juli 2023: Absturz im Schumann's mit Adrian, Roland und Otto, danach weiterfeiern auf dem P1-Sommerfest. So betrunken, dass ich einer Freundin meiner Frau die Aufwartung mache.

15./16. Juli 2023: Ziehe mit Stefan durch Schwabing. Mein Arztfreund gerade ebenfalls in der Krise. Müsste es besser wissen, kommt aber auch nicht am Glas vorbei. Helle im Wirtshaus, Margarita in der Bar, Wodka Red Bull in der Disco. Kurz nach Hause, duschen, Lederhose an, im Taxi zum Chinesischen Turm, Kocherlball, im Morgengrauen alleine mit Breze und Hellem am Tisch, um mich herum die Fitten in Tracht, die sich brav den Wecker gestellt haben und nicht wie ich direkt aus der Disco anreisen. Bekomme keinen Schluck herunter, dämmere weg, zurück nach Hause. Sonntagmorgen, eine Nachbarin kommt mir im Treppenhaus entgegen, ich grinse. »Morgen!« Sie nickt und geht weiter. So erniedrigend alles, das muss das letzte Mal gewesen sein jetzt, aber wirklich.

22. Juli 2023: Marios Hochzeit. Natürlich trinke ich, wer kann der Braut an ihrem Ehrentag schon einen Wunsch abschlagen? Sicher, ihre Schuld, sonst wäre ich garantiert beim Wasser geblieben. Ich kann mich selbst nicht mehr hören. Jämmerlich, alles. Ich halte eine Rede und muss dabei weinen, mein Körper nur noch ein Gehäuse für eine desolate Seele. Parke danach neben der Bar und bestelle Gin Tonics, tanze zu Roland Kaiser, euphorisch. Im Taxi alleine durch München, versacke an irgendwelchen Bars in irgendwelchen Clubs, Drink auf Drink, kann nicht genug kriegen, im Anzug ins Bett, ist es da draußen etwa schon wieder hell?

2. August 2023: Mit Adrian im Schumann's noch alles gut, stilles Wasser und Espresso. Auf dem Heimweg zufällig am Il Gattopardo vorbeigeradelt, liebe Freunde davor draußen am Tisch, lustige Runde, und schon sitze ich dabei, vier Gin Tonics und ein Averna.

12. August 2023: Drei Mass mit Toni auf dem Waldfest in Ostin. Wichtige Gespräche, wunderbarer Schmäh, danach beschwingt nach Hause.

14. August 2023: Stefan sagt, dieser Sommer sei zu geil, um ihn nüchtern vorbeiziehen zu lassen. Heute knallt's, Hutt! Wieder auf Tour durch Schwabing, beginnen mit Hellen und enden mit Wodka Red Bull im Club Pomp. Gehe auch betrunken noch immer alleine nach Hause weinen, ohne Würde und Selbstachtung. Falle verschwitzt auf die Matratze.

Am nächsten Morgen war ich zum ersten Mal seit Beginn meines Selbstversuchs Anfang Februar krank. Mein Hals schmerzte, als hätte ich Hunderte kleine Stecknadeln verschluckt. Auf meiner Unterlippe brannte eine Herpespustel. Mein Urin war nicht klar, sondern dunkelgelb, ich litt an Dehydration. Ich frühstückte eine Ibuprofen, um die akuten Symptome zu besänftigen. Kaufte mir in der Apotheke Lysin-Tabletten gegen das Herpes, Dobendan-Spray für meinen Hals, Grippostad, Magnesium, Vitamine und Orthomol, ein Nahrungsergänzungsmittel, das das Immunsystem stärken soll.

Ausgerechnet an diesem vermaledeiten Katertag übernachtete meine Tochter bei mir. Ich machte ihr abends etwas zu essen, dann durfte sie Kinder-Netflix schauen, weil ich mich nicht in der Lage sah, sie zu unterhalten, ihr vorzulesen. Ich lag auf der Couch, während sie in den Bildschirm starrte. Ich war nicht verlässlich, sondern ein Wrack. Ich bot ihr keine Sicherheit, sondern Ablenkung.

Wenn du es nicht für dich tust, dann tu es für sie, appellierte ich an mich selbst.

Hör auf, hör endlich auf.

Neun Joker in zwölf Wochen. Neun letzte Male, die ich dann doch nie umsetzte. Was mit einer Ausnahme zu Ehren der Deutschen Meisterschaft meines Lieblingsvereins begonnen hatte, war zu einer Rückfallepidemie ausgeufert. Wenn mich Freunde und Bekannte fragten, was denn meiner Meinung nach ein Indiz für ein Alkoholproblem sei, sagte ich immer, dass jeder erst mal aufrichtig mit sich selbst klären sollte, ob man sich mit dem eigenen Trinkverhalten wohlfühlte. Tat man es nicht, ließ sich ein Problem nicht wegdiskutieren, und man konnte nun entscheiden, ob man es angehen wollte. Ich fühlte mich überhaupt nicht wohl mit diesem Sommer der letzten Male. Aus meiner Angst, die betrunkene Geselligkeit zu verpassen, war die Angst geworden, ohne sie nicht klarzukommen.

Aber dieses Katererlebnis mit meiner Tochter war der Leberhaken, der schmerzhafte Weckruf, den ich benötigte. Nachdem ich sie ins Bett gebracht hatte, beschloss ich, aus den Ruinen dieses Sommers einen abstinenten Felix Hutt zu bauen. Ich wollte bei der Konstruktion als Erstes auf ein stabiles Fundament achten. Mir Tag für Tag, Woche für Woche, Monat für Monat, mein Wohlbefinden ohne Alkohol zurückerarbeiten. Die Ausnahmen oder Rückfälle, wie auch immer man meine Abstürze nannte, zurück ins Exil schicken.

Und tatsächlich, ich bekam den Geist langsam wieder in die Flasche. Überwand meine Grippe, kurierte erst meinen Körper und dann meine Seele. Mir wurde bewusst, dass die Ursache meiner Probleme nicht in meiner Sehnsucht nach einem Rausch lag. Sie war nur das Symptom für meine Leere. Ich musste mein nüchternes Leben zukünftig so justieren, dass die Notwendigkeit für Betäubung und Abstürze gar nicht mehr aufkam. Ich verstand nun, dass ich meinen Selbstversuch bis zu diesem Sommer wie einen sportlichen Wettkampf angegangen war, wie eine ambitionierte Diät, mit der ich mir und meinem Umfeld beweisen wollte, dass ich es auch ohne Alkohol aushielt. Ich hatte so viel Druck aufgebaut, dass ich irgendwann darunter zerbrechen musste. Aber ich brauchte niemandem etwas zu beweisen und nichts zu gewinnen, der Erfolg lag in meiner Bereitschaft zur Veränderung. Ich wollte mich für meine Rückfälle nicht mehr verachten, sondern sie als wichtigen Teil meiner Persönlichkeitsentwicklung annehmen, weil sie mir aufgezeigt hatten, dass Alkohol meine Probleme nicht löste.

Ich war nicht allein, weil ich nicht mittrank. Ich war allein, weil ich das Alleinsein lernen musste. Mit mir selbst klarkommen, ohne den Lärm und die Betäubung, herausfinden, wer ich war und was ich wollte, ohne Ablenkung und Gefühlsverstärker, darum ging es, und dieser Prozess bedurfte keiner Härte und keines Drucks, dafür viel Verständnis und Geduld.

Ich saß dann bald wieder an einem perfekten Sommerabend beim Griechen mit meinen Freunden, trank stilles Wasser und hörte mir an, warum sie sich so einen Abend ohne Alkohol nicht vorstellen wollten. Verzichtete, als sich unsere Gruppe aus Madrid im Biergarten zum Erinnerungen-Aufwärmen traf und die anderen mich zum Mittrinken aufforderten. Tourte mit Stefan durch die gleichen Schwabinger Bars und schaute ihm mit meinem Tonic Water beim Rauschen zu.

Ich entschied mich jetzt für einen abstinenten Alltag und nicht gegen das Trinken. So wie Professor Kiefer mir das prophezeit hatte. Hörte auf, die Stimme der Versuchung zu bekämpfen, akzeptierte ihre Präsenz, ohne ihr zu viel Beachtung zu schenken. Ich war auf dem Weg zurück in mein neues Leben, und von diesem Weg würde mich kein FC-Bayern-Tor abbringen, so schön es auch sein mochte. Ich hatte in den letzten Wochen von meinem alten Leben gekostet, und es schmeckte mir nicht mehr.

Kapitel 10

Damenurlaub

Und dann bewies mir meine Tochter an einer Autobahnraststätte auf dem Weg nach Italien, dass Kinder viel mehr mitbekamen, als wir Erwachsenen vermuteten. Ahnte ich natürlich längst, aber man glaubt die Dinge ja oft erst, wenn man sie selbst erlebt. Wir machten in Innsbruck Pause, um das Auto zu laden. Überbrückten die Wartezeit in einem Supermarkt, legten Kekse und Bananen in den Einkaufswagen, liefen auf dem Weg zur Kasse an unzähligen aufeinandergestapelten Bierkästen vorbei.

»Bier und Bier«, rief meine Tochter, während sie auf die Flaschen zeigte, »Bier und Bier und Bier, und mein Papa trinkt kein Bier mehr, weil es ihm nicht mehr schmeckt.« Sie war am Tag zuvor vier Jahre alt geworden und fühlte, dass ich da gerade etwas mit mir ausmachte. Ich wusste nicht, wie ich hier zwischen den Regalen mit Alkoholvollausstattung reagieren, ob ich lachen oder weinen sollte.

Lachen, weil es meiner Tochter in ihrer kindlichen Gedankenwelt gelang, dem Thema Alkoholabhängigkeit seine Komplexität zu nehmen. Auf der einen Seite das Überangebot an Bier, auf der anderen der Papa, dem es nicht mehr schmeckte, also trank er es auch nicht mehr. So einfach konnte das Leben sein. Ich musste mir eingestehen, dass ich mir viele schlaflose Nächte erspart hätte, wäre ich beim Versuch, enthaltsam zu leben, so pragmatisch vorgegangen, wie meine Tochter es für sich analysierte.

Weinen, weil ich gehofft hatte, sie würde von meinem Kampf nichts bemerken, mir die Vorstellung unangenehm war, dass sie mich als Papa mit Alkoholproblem abspeichern könnte. Eigentlich hatte ich mir vorgenommen, den Kampf gewonnen zu haben, bevor sie Dinge bewusst wahrnahm und sich an sie erinnerte. Aber warum ertrug ich nicht, dass meine Tochter meinen Makel erkannte? Wieso schämte ich mich vor ihr? Mit meiner Selbstanklage tauchte auch gleich wieder mein strenges Über-Ich aus der Zeit vor dem Rückfallsommer auf, das mich beharrlich unter Druck setzte und mir keine Schwäche gestattete. Als ob meine Tochter ihren Papa weniger liebte, weil der an seinem Problem arbeitete. Ich beschloss, mein Über-Ich an dieser Raststätte in Tirol auszusetzen und zurückzulassen. Urlaub sollte auch ein wenig Urlaub von mir selbst bedeuten. (Die Frage, wieso an Autobahntankstellen und -raststätten Alkohol verkauft wird, wenn doch der Konsum beim Fahren verboten ist und selten Gutes aus der Kombination Promille und PS entsteht, konnte mir bislang übrigens auch noch niemand beantworten, aber nicht ablenken jetzt.)

Wir fuhren nach Riccione, wollten eine Woche ausspannen und mit meiner Mutter deren achtundsiebzigsten Geburtstag feiern. Sie verbrachte in dem Städtchen an der Adria, ein paar Kilometer südlich von Rimini, jedes Jahr im September, wenn die Schulferien in den meisten Bundesländern beendet und viele der deutschen Touristen abgereist waren, ein paar Tage in einem kleinen familiengeführten Hotel in der Nähe des Strands. Die Gastgeber bekochten ihre Gäste, die bequemerweise weder für Mittag- noch Abendessen das Hotel verlassen mussten und eine regionale, produktorientierte Küche genießen durften, mit Fisch und Meeresfrüchten aus der Adria, Obst und Gemüse, das schmeckte wie in der Sonne gereift und nicht im Gewächshaus.

Meine Mutter hatte nach der Scheidung von meinem Vater vor über fünfunddreißig Jahren nicht mehr geheiratet und sich im Alleinsein eingerichtet. Einrichten müssen, würde sie sagen. Sie reiste für ihr Leben gerne, mit dem Bus durch Südamerika, auf dem Schiff über den Nil, nach Südafrika, weil sie Nelson Mandelas Vermächtnis interessierte, zum Wandern nach Madeira oder Ischia. Sie entfloh regelmäßig ihrem Alltagstrott, um etwas anderes zu sehen, zu riechen, zu schmecken, um Menschen kennenzulernen und sich mit Einheimischen anzufreunden. Sie war oft nach ihren Reisen vom besuchten Land so angetan, dass sie in München begann, die jeweilige Sprache zu lernen. Sie betäubte sich nicht, nahm ihr Leben mit seinen Vorzügen und Nachteilen an.

Ich hatte sie noch nie in Riccione besucht, schon Ewigkeiten keinen Urlaub mit ihr gemacht. Aber seit dem Beginn meines Selbstversuchs spürte ich die Verzweiflung, die Alleinsein auslösen konnte. Ja, man war freier in seinen Entscheidungen, musste keine Rechenschaft ablegen, wie man seine Zeit gestaltete, aber was waren Erlebnisse wert, wenn man sie nicht teilte? Wie fühlte es sich für meine Mutter an, wenn sie beim Abendessen im Restaurant neben den Ehepaaren saß, die zusammen alt geworden waren, ihre Krisen überstanden, durchgehalten hatten, und dafür jetzt mit Zweisamkeit auf der Zielgeraden belohnt wurden? Wenn auf dem Tisch nur ein Gedeck auf sie wartete, obwohl Platz für viele weitere gewesen wäre? Wenn langsam die Hoffnung schwand, dass sich jemand zu ihr setzte und blieb? Wenn sie am Strand immer eine Fremde finden musste, die ihr den Rücken mit Sonnencreme einschmierte?

Eine Woche in Riccione. Drei Generationen. Die Oma und Mutter, der Papa und Sohn, die Tochter und Enkelin. Italienurlaub wie in den 1980er-Jahren, wie in meiner Kindheit. Mit Gelato und Celentano, Salzwasser und Coco Bello, Sonnenliege und Sonnenmilch. Eine Woche geteilter Erlebnisse, die uns keiner nehmen konnte. Ohne Wecker, ohne Termine, ohne Plan. Das war mein Wunsch.

»Ich werde mir einen Dickbauch anfuttern«, sagte ich nach der Ankunft im Zimmer, voller Vorfreude auf Spaghetti alle vongole, Schwertfisch und Tiramisu, fatto in casa. Meine Tochter lachte und streichelte sich über ihren Bauch. »Ich mag auch einen Dickbauch wie du haben, Papa«, jauchzte sie. Sie freute sich auf Alici, frittierte Sardellen, und Sorbetto al Limone, Zitronensorbet, beides hatte sie im Sizilienurlaub mit ihrer Mutter kennen- und lieben gelernt.

Ich schob die zwei Betten zusammen, damit wir nebeneinander schlafen konnten, und hängte unsere Kleidung aus dem Koffer in den Schrank. Unser Zimmer befand sich oberhalb des Küchenfensters, der wunderbare Geruch von in Olivenöl angeschwitztem Knoblauch wehte herein. Ich hätte den identischen Knoblauch im gleichen Olivenöl in München anbraten können, es hätte nie so gut gerochen wie hier. Genauso war es mir in der Vergangenheit mit Rotweinen ergangen, die ich aus Argentinien, Südafrika oder der Toskana mitgebracht hatte. Sie schmeckten zu Hause nicht wie im Urlaub, als ob meine Sinne nur in der Ferne empfänglich für ihre Körper gewesen wären.

Wir betraten den Speisesaal zum Abendessen. Meine Tochter stellte die Geschenke für ihre Oma und ihr rosa Einhorn, dem sie zur Feier des Tages die Mähne gekämmt und geflochten hatte, auf den Tisch. Sie trug eine silberne Krone im Haar, meine Mutter ein grünes Abendkleid, roten Lippenstift und ihre goldenen Ohrringe für besondere Anlässe. Sie war schon ein paar Tage zuvor angereist und hatte uns vor dem Hotel winkend empfangen, als wir angefahren kamen.

Meine Mutter holte sich am Büfett einen Vorspeisenteller, während ich meiner Tochter und mir Pasta al Ragu brachte, gefolgt von Vitello mit Rosmarinkartoffeln. Der Kellner wunderte sich, dass wir schon während des Essens Zitronensorbet schlürften, aber wer schlägt seinem Kind im Urlaub bitte einen Wunsch aus, vor allem, wenn einem das Sorbet selbst so gut schmeckte?

Vor dem Teller meiner Mutter stand eine Flasche Sangiovese mit einem Weinverschluss aus Plastik. Sie gönnte sich jeden Abend ein Gläschen, die Flasche reichte für die Urlaubswoche.

»Magst auch einen Schluck?«, fragte sie.

»Nein danke«, sagte ich.

»Oma, der Papa trinkt keinen Alkohol mehr«, sagte meine Tochter.

Meine Mutter nickte. So ein Ich-verstehe-schon-dass-das-eine-tiefere-Ursache-hat-aber-frage-lieber-nicht-nach-Mutternicken.

Als sie nach dem Abendessen einen Amaretto trank, fragte meine Tochter: »Was ist das, Oma?«

»Ein Digestif, zur Verdauung, möchtest du mal riechen?«, antwortete meine Mutter.

Ich fuhr aus der Haut, sie solle das bitte unterlassen, die Kleine sei noch viel zu jung für den Mist. Meine Mutter schaute mich etwas entgeistert an, nickte wieder, dieses Mal ein Man-kann-es-auch-übertreiben-Sohnemann-Mutternicken, und sie hatte ja auch recht, meine Reaktion war doch reichlich unsouverän ausgefallen. Aber Alkohol in Verbindung mit meiner Tochter – da ging bei mir jetzt sofort das rote Licht an. Konnte niemand hier am Tisch etwas dafür, aber ich hatte gerade den bitteren Sommer der letzten Male überstanden und war anscheinend weder über den Berg noch in der Nähe einer gewissen Gelassenheit in Bezug auf die Trinkerei.

Wer weiß, vielleicht hätte meine Tochter einmal an dem blöden Amaretto gerochen, das Gesicht verzogen, »Oma, igitt« gerufen und nie wieder daran riechen oder gar davon schmecken wollen, quasi Lektion fürs Leben, Oma sei Dank. Egal, in jedem Fall würde to drink or not to drink in dieser Woche hoffentlich keine Rolle spielen, was mich doch ein wenig entspannte, bevor die Entspannung begann.

In Gesellschaft von Frauen hatte ich schon immer weniger Druck verspürt als in Männerrunden, wenn es darum ging, Nein zum Mittrinken zu sagen. Auf einer Cocktailparty im Frühjahr hatte mich die Gastgeberin, eine meiner liebsten Freundinnen, mit einem Glas Champagner empfangen, um auf ihr Wohl anzustoßen, und als ich ablehnte, sagte sie,

sie habe auch ein exzellentes Tonic Water, mit dem wir uns dann zuprosteten, Problem gelöst, keine weiteren Erklärungen nötig.

Ich hatte in meinem Leben bislang drei lange Beziehungen geführt. Saß, seit ich siebzehn Jahre alt war, selten alleine beim Abendessen, dafür gerne mit der Frau, die ich verehrte. Jede von ihnen konsumierte Alkohol wie meine Mutter: in Maßen, genussvoll, ohne dabei die Contenance zu verlieren. Auf der anderen Seite des Tisches ertrug ich keine Trinkerin, die mich spiegelte, mir nacheiferte oder mehr vertragen konnte als ich. Unterbewusst sehnte ich mich nach dem Gegenteil meiner selbst, weil ich den besoffenen Felix nicht ausstehen konnte, diesen feigen Typen, der seine Komplexe im Nebel des Rausches versteckte, sich nicht traute, anderen zu offenbaren, dass hinter der Fassade des sportlichen Sonnyboys und erfolgreichen Journalisten auch ein melancholischer, unsicherer, schüchterner, ängstlicher und vorsichtiger Charakter schlummerte. Ich hielt diesen Teil meiner Persönlichkeit lange für minderwertig und nicht vorzeigenswert. Ich war eine einsame Seele, auf der Suche nach Liebe, die nicht an Bedingungen geknüpft ist, nach einer geschützten Echokammer, in der ich meine Sorgen und Bedürfnisse teilen und auf Verständnis und Güte hoffen durfte. Anstatt mir einzugestehen, dass diese Suche ein langwieriger Prozess sein musste, weil die bedingungslose Liebe einem nur wenige Male begegnete, wenn überhaupt, sie nicht so wertvoll wäre, fände man sie mühelos, wählte ich die billige Abkürzung, das Enthemmen mit Alkohol. Spielte dann einen Felix, von dem ich dachte, dass die Leute ihn doch cool finden und mögen mussten. Der Prozess, endlich zu einem ehrlichen, echten Felix zu stehen, an ihn zu glauben und auf ihn stolz zu sein, unabhängig davon, wie andere auf sein Wesen reagierten, gehörte für mich mit zu den größten Gewinnen meines Selbstversuchs.

Litt ich in diesem Abstinenzjahr an Einsamkeit, dann nicht wegen mangelnder Gesellschaft, wie es viele Abhängige erlebten, die von der Droge loskommen wollten und dabei lernen mussten, nicht nur auf Alkohol, sondern auch auf viele ihrer sozialen Kontakte zu verzichten. Ich fühlte mich oft einsam an Abenden unter Bekannten und Freunden, die mit mir redeten und lachten, aber meine Verunsicherung nicht sahen, weil ich sie über Jahre an den Felix gewöhnt hatte, der ich nicht mehr sein wollte. An den »Treiber«, wie es Otto bei einer dieser Gelegenheiten einmal nannte, den lauten Anführer, der, um sein Trinkverhalten vor sich selbst zu rechtfertigen, die anderen animiert hatte mitzumachen. Wenn sich alle betranken, konnte es ja nicht so falsch sein, oder?

In diesem Abstinenzjahr drehte sich die Dynamik, und aus dem Treiber wurde ein Getriebener. Meine Freunde schoben ihre Abstürze nicht mehr auf mich, mussten sie jetzt mit sich selbst verhandeln. Da alle weiterrauschten und ich die Ausnahme blieb, fiel es ihnen nicht schwer, sich als normal und mich als nüchternen Exoten einzuordnen.

Vielleicht erwartete ich einfach zu viel, war zu ungeduldig. Wie sollten sie auch meine Euphorie in Bezug auf mein neues, abstinentes Leben nachempfinden können? Keiner hatte je eine so lange Alkoholpause gemacht wie ich, das eigene Trinkverhalten um- und infrage gestellt. Ich könne nicht nach dreißig Jahren aufhören zu trinken und verlangen, dass das alle sofort feierten, sagte mir Otto einmal und hatte damit wahrscheinlich recht. Mich zu feiern, hätte ich aber auch gar nicht gebraucht, anteilnehmendes Interesse hätte mir schon gereicht.

Versuchte ich, den Glückszustand eines katerfreien Sonntagmorgens zu erklären, schwärmte ich von meinem Schlaf, meiner Ruhe, meiner gestiegenen Frustrationstoleranz, zuckten meine Freunde mit den Schultern, diese Erzählungen kamen nicht an spektakuläre Absturzgeschichten aus vergangenen Rauschnächten heran. Einige sagten, wie langweilig doch diese Enthaltsamkeit sei, dass ich sie sowieso nicht lange durchhalten würde. Die vorwiegende Haltung war eine skeptische Ablehnung. Mit der Zeit verlor ich die Lust am sinnlosen Diskutieren und Überzeugen-Wollen, akzeptierte, dass Zustimmung oder Begeisterung für meinen neuen Lebenswandel bedeuten würde, ihren eigenen zu verraten, denn beide ließen sich nicht miteinander vereinbaren, standen sich konträr gegenüber. Realisierte, dass meine Abstinenz von einigen auch als unausgesprochener Vorwurf oder Angriff aufgefasst wurde.

Ich wünschte mir, dass meine Freunde auch den Felix wertschätzten, der nun bei ihnen saß und nicht antrieb, dafür besser zuhören und verstehen konnte. Der vielleicht früher müde war und nach Hause ging, aber ein ausgeglichenerer, belastbarer, angenehmerer Mann geworden war.

»Seht ihr denn nicht, wie gut es mir jetzt geht, ohne Alkohol? Wieso animiert ihr mich denn nicht, diesen Weg unbedingt weiterzugehen, verdammt noch mal?«, hätte ich gerne herausgeschrien, als sich die Fragen einmal mehr ausschließlich darum drehten, wann ich wieder trinken, ob ich aus diesem oder jenen Anlass nicht endlich wenigstens mal eine Ausnahme machen könnte.

Auch bei Freunden wie Richard und Daniele, mit denen ich zu jeder Tages- oder Nachtzeit über die intimsten Dinge sprach, denen ich bislang eigentlich alles anvertrauen konnte, merkte ich, dass sie mein Problem in Bezug auf Alkohol nicht erkannten. Sie verstanden es wahrscheinlich als Kompliment, wenn sie mir sagten:

»So schlimm war das doch gar nicht mit deiner Trinkerei, dass du jetzt so radikal damit brechen musst!«

»Typisch Hutti, immer zwischen den Extremen, früher zu stürmisch am Tresen und jetzt viel zu verkrampft trocken!«

»Unser Felix, der nur Schwarz oder Weiß, aber keine Mitte kennt.«

Ich müsste mein Maß finden, auch beim Trinken, rieten sie mir, als wäre moderates Mitprosten die bessere Alternative. Aber mein Ego, das auf die Ablenkung der Räusche verzichten musste, wollte gestreichelt, nicht ständig an den alten Felix erinnert werden. Mir gelang es offensichtlich nicht, meine Glücksgefühle so zu beschreiben, dass die anderen sie nachvollziehen konnten. Mir nacheifern wollten. Anerkennung, um die ich betteln musste, war mir nichts wert. Ich gewann meinen Kampf gegen die Droge Alkohol alleine, und feierte auch die kleinen täglichen Siege mit mir selbst. Ich genoss es, durch die Stadt zu laufen, mit diesem Schatz in mir, den niemand wahrnahm, der mich dennoch beglückte und entspannte. Geteilte Freude mochte doppelte Freude bedeuten. Die in mir konservierte

Erfüllung bedeutete für mich Freiheit, so wertvoll, dass ich dieses Gefühl gar nicht quantifizieren musste. Ich empfand meine Einsamkeit nicht mehr als Makel, und wenn mir jemand etwas anderes einreden wollte, dann wusste ich jetzt um die Schönheit und Bedeutsamkeit dieses Makels.

Hatten meine ehemaligen Partnerinnen und ich beim Abendessen Wein bestellt, blieb es bei ihnen oft bei einem Glas, während ich mich des Rests der Flasche annahm. An den guten Abenden liebten wir uns nach dem Essen, beide auf dem jeweils richtigen Pegel angeregt. An den schlechten Abenden hatte sich mein Pegel von ihrem entfernt, wollte ich nicht lieben, sondern meinen Rausch strecken. Ich erfand Gründe, warum der Abend draußen weitergehen musste, konnte nicht genug kriegen, auf keinen Fall nach Hause oder ins Hotel, rannte mal wieder vor etwas davon, und irgendwann stritten wir uns dann wegen Nichtigkeiten. Ich wurde laut und war für Argumente nicht mehr zugänglich, der Alkohol als Brandbeschleuniger, bevor ich am nächsten Morgen reumütig ankroch, mich für Aussagen entschuldigte, die sie mir vorwarfen, an die ich mich oft gar nicht erinnerte.

Vielleicht hätte ich früher mit dem Hinterfragen begonnen, wenn eine der Frauen mich wegen meines Trinkverhaltens verlassen hätte. Ich würde jetzt gerne schreiben, dass keine von ihnen mit mir Schluss gemacht hatte, weil ich ansonsten so ein prima Kerl gewesen war, fürchte aber, es lag eher daran, dass sie mit Großvätern, Vätern, Onkeln, Brüdern, Mitschülern, Kommilitonen, Ex-Freunden und Bekannten aufgewachsen und sozialisiert worden waren, die in ähnlichem Stil tranken wie ich, und sie meinen Alkoholkonsum und die damit verbundenen Räusche und Kater für einen Mann als gewöhnlich empfanden.

Ich kann auch nicht bestreiten, dass ich beim leisesten Vorwurf, ich hätte ein Alkoholproblem, auf die Barrikaden gegangen und vehementesten Widerstand geleistet, mich jeglicher Selbstkritik verweigert hätte – so wie jetzt im Verlauf meines abstinenten Jahres viele meiner angetrunkenen Gesprächspartnerinnen und -partner die zartesten Hinweise auf ein mögliches Alkoholproblem sofort wegwischten –, weshalb die Frauen diesen Teil meiner Persönlichkeit wahrscheinlich lieber ertrugen und mich nicht ernsthaft konfrontierten. Je größer das Problem, desto rabiater die Negation; um diese Dynamik im Zusammenhang mit Trinkerinnen und Trinkern zu identifizieren, bedurfte es keiner Psychoanalytikerausbildung. Sie traf selbstverständlich auch auf den ehemaligen Saufbold Felix Hutt zu.

Taten mir die Frauen rückblickend leid?

Ja.

Ich bekam in diesem Jahr immer wieder Auseinandersetzungen zwischen Paaren mit, bei denen der Alkohol als Verstärker negativer Gefühle wirkte. In Florenz entlud der betrunkene amerikanische Tourist am Nebentisch so viel Hass auf seine Frau, in einer grotesk ordinären Wortwahl, dass ich ihn am liebsten an seinen Ohren aus der Trattoria gezogen hätte. Die Vorstellung, an einigen berauschten Abenden ein ähnlich asoziales Arschloch gewesen zu sein, machte mich krank. Vielleicht begebe ich mich eines Tages auf eine Reise zu den Frauen meines Lebens, wie Bill Murray in Jim Jarmuschs Film *Broken Flowers*, und bringe ihnen einen Blumenstrauß und eine Entschuldigung mit, falls sie die dann noch wollen.

Unabhängig von meinen eigenen Erlebnissen mit Frauen und Alkohol lösten die Recherchen zu diesem Thema Unbehagen in mir aus. Ich blickte in diesem Jahr unbetäubt und ohne Filter auf ein rückständiges Gesellschaftsbild, aus dem sich ein Zusammenhang zwischen männlichem Alkoholismus und der Benachteiligung von Frauen ableiten ließ. Dies zeigte sich am eindrücklichsten in den Statistiken über häusliche Gewalt, die zum Großteil von Männern unter Alkoholeinfluss und zum Schaden von Frauen ausgeübt wurde. Wie hoch musste die Dunkelziffer in diesem Zusammenhang wohl gewesen sein, als es weder ordentliche Erhebungen, Anlaufstellen für Opfer noch eine Strafverfolgung gab, die sich dieses Problems ernsthaft angenommen hat? Wie viel Leid wird Frauen auch heute noch jeden Tag zugefügt, von besoffenen Kerlen, ohne dass es die Welt je erfährt?

Neben diesen offensichtlichen Repressionen erstaunte mich, was ich über die Evolution des weiblichen Trinkens erfuhr. Mir wurde von Großmüttern auf dem bayerischen Land erzählt, denen es verwehrt worden war, ins Wirtshaus zu gehen und sich dort am Tisch neben ihre Männer zu setzen, weshalb sie sich zu Hause mit Klosterfrau Melissengeist betranken und dabei nicht weniger abhängig wurden als ihre Gatten. Ihr sei immer eingetrichtert worden, dass es schlimm sei, wenn ein Mann trinke, berichtete mir eine Dame aus dieser Generation, aber wenn eine Frau trinke, dann sei sie der Abschaum der Menschheit. Wie in meiner eigenen Familie war es für die Frauen, die nach dem Krieg geboren worden waren, Usus, dass der Vater arbeitete und ausging und sie vor allem für Kinder und Haushalt verantwortlich waren. Ihnen blieben die Küche und das Wohnzimmer für ein Glas Wein, der weibliche Alkoholismus in der Bundesrepublik Deutschland der 1970er- und 1980er-Jahre[30] fand vielerorts domestiziert statt.

Aber auch in meinem urbanen, vermeintlich progressiven Freundeskreis waren es im Jahr 2023 immer noch meist die Mütter, die im Biergarten aufstanden und mit den Kindern im Sandkasten spielten, während die Männer sitzen blieben und sich weiter zuprosteten; waren es oft die Frauen, die das Abendessen verließen, um die Kleinen ins Bett zu bringen, wenn wir im Sommer draußen vor der Kneipe zusammensaßen und klönten.

Mich bedrückte, dass es einen nachweislichen Zusammenhang zwischen der Emanzipation der Frau und dem Anstieg des weiblichen Alkoholismus gab. Das Trinkverhalten, das ich bei meinen Partnerinnen erlebt hatte, war nicht repräsentativ. Je weniger Stigmatisierung Frauen in Bezug auf Alkoholkonsum erfuhren, je weiter sie sich auch auf diesem Gebiet der Gleichberechtigung annäherten, desto stetiger wuchs die Zahl der Alkoholabhängigen unter ihnen. Seit Jahren steige der Konsum bei der Gruppe der gebildeten, gut situierten Frauen ab dreißig Jahren, schrieb die Autorin Eva Biringer in ihrem Buch *Unabhängig*[31], in dem sie aufzeigte, dass vor allem junge Frauen viel zu viel von sich verlangten und, wenn sie den eigenen und externen Ansprüchen nicht gerecht wurden, ihre Sorgen auch gerne mal wegspülten.

Beförderungswünsche im Beruf, Kämpfe um den Aufstieg in der Hierarchie, Druck und Machtspielchen, ständige Erreichbarkeit und zu wenig Schlaf, die Unvereinbarkeit von Karriere und Familie – diese bislang hauptsächlich von Männern erlittenen Nachteile der Arbeitswelt korrelierten mit dem Bedürfnis, sich nach einem Sechzehn-Stunden-Tag abends zu betrinken und die Gedanken an den ganzen Stress abzuschalten. Da erging es dem weiblichen Geschlecht nicht anders als seinem männlichen Pendant.

Für Frauen kam erschwerend hinzu, und das hatte ich in meinem Bekanntenkreis häufig selbst erlebt, dass viele von ihnen sich zusätzlich unter Druck setzten, sie sich neben der Bewältigung ihres Alltags noch mit Selbstansprüchen überforderten und Gefahr liefen auszubrennen, weil sie bei der Erfüllung all dieser Rollen – engagiert und erfolgreich im Beruf, aufmerksame und liebevolle Ehefrau, rund um die Uhr verfügbare Mutter, gut aussehendes Mitglied der Instagram-Community – an der ein oder anderen Stelle scheitern mussten. Einige der Frauen in meinem Umfeld gingen irgendwann doch in Teilzeit, konzentrierten sich vor allem auf ihr Muttersein. Besuchte ich an einem frühen Nachmittag unter der Woche mit meiner Tochter im Münchner Glockenbachviertel den Spielplatz, traf ich wenig andere Väter an.

Diese Mütter, die ihre Kinder an der Schaukel anschubsten, an der Rutsche mit ausgebreiteten Armen auf sie warteten, sind Opfer und zugleich Heldinnen einer Gesellschaft, der es nicht gelingt, die Voraussetzungen zu schaffen, dass alle Familie und Beruf miteinander vereinbaren können. Dass sie am Ende eines Tages, den sie mit

Pipi, Kacka, verdreckten Kinderklamotten und Geschrei nach Süßigkeiten verbracht hatten, müde auf dem Sofa zusammensanken, während andere sich gerade zum Abendessen aufmachten, und dann auch mal die Lust verspürten, sich mit einer Flasche Wein zu entspannen, das konnte ich gut nachvollziehen.

Am Strand in Riccione beobachtete ich meine Mutter bei ihren Ritualen und wurde manchmal fast ein wenig neidisch auf ihre Ruhe. Sie hätte all die Jahre ihren Kummer in Selbstmitleid ertränken können, aber sie hatte sich gegen das Betäuben und für das Empfinden entschieden, ihr Leben mit Reisen und Erlebnissen ausgefüllt. Meiner Mutter war ihre Zeit zu kostbar, um sie mit Katern zu verschwenden. Sie machte morgens Kopfstand und praktizierte Yoga, ging seit einem halben Jahrhundert ins Balletttraining, tanzte auf der Spitze und übte Spagat, sie trank Tee und legte sich gegen neun Uhr abends schlafen, und wenn sie von ihren halbjährlichen Check-ups beim Arzt erzählte, klang das wie ein einziger Triumph. Folgte man der Delay-Discounting-Theorie, stellte man sich den Körper wie ein Bankkonto vor, dann hatte meine Mutter immer konstant eingezahlt und profitierte nun von ihren verzinsten Ersparnissen. Erstaunlicherweise realisierte ich erst in Riccione, dass ich seit Langem von einem Menschen umgeben war, der mir vorgelebt hatte, wie man Schmerz in Würde und mit Haltung verarbeitete, dabei Räusche genießend, die aber nichts mit Alkohol zu tun hatten.

Wir frühstückten am nächsten Morgen auf der Terrasse. Meine Mutter trank Tee, meine Tochter Kindercappuccino und ich viel zu viele Espressi. Wir spazierten zu unserem

Bagni am Strand, meine Tochter in ihrem Schwimmreifen, einem Plastiklama mit langem Hals. Ich schmierte meiner Mutter den Rücken ein.

»Darf ich ein Eis?«, fragte meine Tochter. Ich sagte, dass es dafür jetzt am Vormittag noch zu früh sei, und ertappte mich dabei, ihr die gleiche Antwort zu geben, die ich selbst als Kind erhalten und ziemlich blöd gefunden hatte.

Meine Mutter nahm ihre Enkelin an die Hand, und sie sammelten vorne am Meer, wo die Wellen ausliefen, Muschelschalen im Sand. Beide kannten aus unterschiedlichen Gründen nicht die Notwendigkeit, regelmäßig auf ein Smartphone schauen zu müssen, beschäftigten sich stundenlang in uneingeschränkter Zuwendung miteinander, als existierte für sie keine Zeit und schon gar kein Stress, den die Zeit für mich und viele andere mit sich brachte, weil wir unser Leben so vollgepackt hatten, dass uns nie genug davon zur Verfügung stand, und uns der Blick auf die Uhr auf unseren Smartphones auch immer daran erinnerte, dass bald schon wieder etwas ganz Wichtiges anstand, das wir nicht verpassen durften. Zeitdruck hieß dieses Monster, das wir erschaffen hatten und uns überallhin, nach Riccione und bis in den Schlaf, verfolgte. Die Fähigkeit, mit freier Zeit umzugehen, sie zu gestalten, zu genießen oder einfach mal nichts zu tun, hatten wir verloren, was dazu führte, dass man im Urlaub nicht stundenlang mit seinem Kind Muschelschalen sammelte, sondern dieses Vakuum, welches das Nichtsenden und Nichtempfangen auslöste, gerne schon mal vormittags mit den ersten kalten Bieren verdrängte, die unerträglich freie Zeit mit Räuschen füllte, bella Italia, bella Prost.

2. September 2023: Auf den Liegen am Strand um mich herum Touristen mit Bier in Plastikbechern, mit Aperol Spritz und Campari Soda, dabei ist es noch nicht einmal elf Uhr vormittags, dazu rauchen sie dünne Zigaretten mit weißen Filtern oder Vapes, aus denen süßlicher Nebel verdampft. Die Selbstzerstörungsmaschinerie läuft. Manche würden argumentieren, dass der Begriff Freiheit eben auch beinhaltet, sich selbst nach eigenem Gusto kaputtmachen zu können, aber wie viel Freiheit haben die hier eigentlich noch? Und meine Freiheit beinhaltet doch, dass mir das eigentlich alles total egal sein kann, sollen sie sich ruinieren, aber ich kriege meine Sensoren nicht aus, nicht einmal mit Adria-Wellenrauschen im Hintergrund, sehe keine Menschen, die ihre Freiheit genießen, sondern lauter Abhängige, die rumsüchteln, so was von unfrei. Niemand lacht beim Trinken, ist fröhlich beim Konsumieren, alles dumpfe Routine, aber sicher entspannen die besser als ich, weil sie gegen nichts ankämpfen, es einfach laufen lassen. Am Ende steht für uns alle das Ende. Wozu sich meine Mühe machen und langweiliges stilles Wasser trinken?

Ich gab vor, die *Gazzetta dello Sport* zu lesen, dabei mochte ich nur das lachsfarbene Papier und die großen Fotos der gut aussehenden italienischen Fußballer. Am meisten beeindruckten mich ihre Tattoos. Viele hatten sich mittlerweile auch ihre Beine vollstechen lassen. Ich erstellte ein Instagram-Profil und postete Fotos vom Meer, dafür war Insta doch schließlich erfunden worden. Aus den Boxen der Bar beschallten Songs von Laura Pausini und Eros Ramazotti unseren Strand. Ich schaute auf das Plastiklama meiner Tochter, das etwas verloren im Sand lag, und fand, dass dieser Urlaub verlief, wie ich es mir gewünscht hatte.

Wir badeten im Kinderpool. Meine Mutter und ich warteten im Wasser, und meine Tochter sprang uns abwechselnd vom Beckenrand in die Arme. Mit jedem Strandtag nahmen unsere Körper diese Mittelmeer-Sonne-Bräune an, und meine Tochter und ich lachten nach dem Duschen über unsere weiße Resthaut, die sich von der neuen braunen Haut an den Stellen abzeichnete, wo wir Badeanzug und -hose trugen.

»Papa, wir sehen aus wie Stracciatella-Eis«, sagte sie, und ich dachte, dass das eine sehr gute Metapher war.

Samstagabend feierte unser Gastgeber, der Hotelbesitzer, auf der Terrasse seinen sechzigsten Geburtstag. Die Abendgesellschaft saß um einen langen Tisch, die Männer in Anzügen, die Frauen in Kleidern und Stilettos, alle schnatterten und prosteten. Ein Alleinunterhalter spielte Keyboard und sang dazu die Lieder, die ich in einer Spotify-Playlist als »Italian Classics« abgespeichert hatte.

»Gloria, dadada, Gloria.«

Die Hotelgäste tanzten jetzt. Abgehen unter freiem Himmel immer ein Garant für Glücksgefühle. Ich wirbelte meine Tochter herum, und meine Mutter ließ es sich nicht nehmen, uns einen Einblick in ihre Kenntnisse lateinamerikanischer Standards zu geben.

Der Jubilar reichte mir ein Glas Prosecco. Ich sagte ihm, dass ich keinen Alkohol trinke. Er schaute mich verwundert an und rief: »Que vita triste!« Welch trauriges Leben! Ich erklärte ihm hier auf seiner feierlichen Notte italiana natürlich nicht, dass ich gerade das Gegenteil von Traurigkeit verspürte, eher ein Angekommensein, und sagte ihm auch nicht, dass ich gleich auf dem Zimmer das Tennismatch von Stan Wawrinka gegen Jannik Sinner bei den US Open ansehen würde, meine Tochter neben mir schlafend, und ich bei dem Gedanken daran einen Frieden wie selten zuvor empfand. Mein Leben fühlte sich nicht triste an, dafür befreit. Wie ein zweiter Sommer, der mir geschenkt wurde, nachdem ich den ersten verloren hatte.

In München luden wir die Eltern und Kinder aus ihrer Kita zur Geburtstagsparty für meine Tochter wieder in den Rosengarten an der Isar, wo ich im Jahr zuvor betrunken auf das Weinglas gefallen war. Einmal mehr fand ich mich nüchtern in derselben Situation wieder, die ich zuvor betrunken erlebt hatte. Einmal mehr begegneten sich die alte und neue, die angeschlagene und renovierte, die verzweifelte und ankommende Version von Felix Hutt. Das Schicksal wollte mir wohl mit diesen Gegenüberstellungen seine Lektionen in die Augen reiben wie Zitronensaft, auf dass ich sie nie wieder vergaß.

Ich freute mich über die Begeisterung, mit der meine Tochter und ihre Freundinnen und Freunde im Wasser herumtollten, und vermisste nichts, als es sich die Erwachsenen mit Bier, Weißwein und Aperol Spritz auf Decken in der Wiese gemütlich machten. Ich goss nach, räumte Müll weg, verschenkte einen Kasten Augustiner, der übrig blieb. In dieser direkten Konfrontation zwischen dem trinkenden Felix aus dem Jahr 2022 und dem abstinenten aus dem Jahr 2023 gab es für mich keinen Zweifel, welchen ich lieber mochte.

Vielleicht wäre der ultimative Rausch ja der, gar keinen mehr zu brauchen, hatte ich anfangs gehofft, ohne zu wissen, ob das im Bereich des Möglichen lag. Meine Hoffnung entwickelte sich langsam zur Realität, die Nüchternheit zum neuen Rausch meines Alltags, und dieser Rausch durfte gerne bleiben. Er fühlte sich richtig an, was auch daran lag, dass ich mir jetzt Auflagen, Vorgaben und Prognosen sparte und jeden Tag, jeden Abend, jede Herausforderung und jede Versuchung annahm und akzeptierte, wie hatte der Lyriker Erich Fried so treffend geschrieben: »Es ist, was es ist.«[32]

Mir kam es vor, als sei ich zum ersten Mal in meiner Abstinenz gefestigt und nicht mehr in Geiselhaft einer Enthaltsamkeitsdiktatur. Beseelt hätte ich nun in den Sonnenuntergang reiten können, im Abspann allen dankend, die mich nie aufgegeben und immer an mich geglaubt haben, Ende gut, alles gut, wäre nicht am Horizont eine bedrohliche Rauschwolke aufgezogen. Das weltgrößte Massenbesäufnis stand an, mitten in meiner Stadt, und drohte mein neues Gefestigtsein wieder einzureißen. Ich hatte Angst, dass es mich in seinem Sog mitriss.

Auf eine fröhliche Wiesn.

Kapitel 11

Der Endgegner: das Oktoberfest

Ich saß am Fenster im Intercity-Express Richtung Mannheim, hörte The National und las die Biografie über Wolfgang Herrndorf, den großartigen, viel zu früh verstorbenen Autor von *Tschick* und *Sand*, der, so entnahm ich es der Lektüre, gerne in Kneipen gegangen war, um mit seinen Freundinnen und Freunden Bier zu trinken, natürlich, wie sollte es auch sonst gewesen sein, sogar beim Lesen einer Biografie fühlte ich mich wie ein trockener Außenseiter. »Es gibt keine Abwesenheit von Entscheidung, auch nicht im Alltag. Herrndorf sendet und empfängt immer. Und er kann sich offenbar selbst von seinen ausgelatschten Turnschuhen nicht trennen, ohne eine Geschichte daraus zu machen.«[33] Diese Beschreibung traf auch auf mich zu. In meinem Leben gab es seit Monaten nichts, was es nicht wert schien, notiert und durchleuchtet zu werden, weil es in irgendeiner Form wichtig für meine Entzugschronik sein konnte. Doch das manische Aufsaugen selbstreferenzieller Informationen ermüdete mich langsam. Wie schön wäre es, das Thema »Felix Hutt trinkt keinen Alkohol mehr« wie eine Raupe zurückzulassen und als Schmetterling über den Dingen zu flattern, ohne mich und mein Verhalten ständig einordnen und bewerten, meine Abstinenz mir selbst und anderen erklären zu müssen. Ich sehnte mich nach dem Zustand, wenn das Nichttrinken zur unbeachteten Selbstverständlichkeit in meinen Alltag übergehen würde, wie Zähne putzen oder der Espresso am Morgen.

Schaute ich aus dem Fenster, flogen Felder an mir vorbei, Wälder, Fabriken, Logistikzentren, prosperierende süddeutsche Landschaften, und vor Stuttgart schipperte in der Abendsonne ein Partyboot mit feiernden Gästen den Neckar entlang, wie eine Mini-Loveparade zu Wasser, warum auch nicht, schließlich begann an diesem Freitag im September ein weiteres heißes Wochenende dieses nicht enden wollenden Sommers, und ab morgen, Samstag, den 16. September 2023, sah ich mich für achtzehn Tage und Nächte mit der größten Herausforderung meines neuen Lebens ohne Alkohol konfrontiert, selbstverständlich sollte dann erst mal gar nichts mehr sein.

Pünktlich um zwölf Uhr würde Dieter Reiter, der Oberbürgermeister Münchens, am Samstagmittag mit dem traditionellen Anstich im Schottenhamelzelt das 188. Oktoberfest eröffnen. Ich gehörte einige Jahre zu den Auserwählten, die der Zeremonie im Zelt beiwohnen durften und eine der ersten Mass Bier gereicht bekamen. Sehr ernüchternd die Erkenntnis, dass bayerische Ministerpräsidenten (Edmund Stoiber, Markus Söder) mit alkoholfreiem Bier anstießen. Weicheier, dachte ich damals, an ihrer Männlichkeit zweifelnd, dabei außer Acht lassend, dass es für sie ein Jobtermin, kein Privatvergnügen war.

Wie sich die Zeiten änderten. Jetzt floh ich am ersten Wiesn-Wochenende aus meiner Stadt, um in Darmstadt bei einem Charity-Tennisturnier mitzuspielen. Ich hätte auch eine Einladung zur Lesung anlässlich der Eröffnung einer Tennishalle in Castrop-Rauxel oder zur Podiumsdiskussion über Medienethik im Zeitalter von Künstlicher Intelligenz der Reutlinger Journalistenschule angenommen, Hauptsache, raus aus München, hier hielt ich es an diesem Wochenende nicht aus, traute mir nicht zu, der Versuchung zu widerstehen. Ich wollte mir etwas Zeit verschaffen, die unvermeidliche Entscheidung, wie ich mit der Herausforderung umgehen würde, noch ein paar Tage hinausschieben.

Die Vorfreude auf die erste uneingeschränkte Wiesn nach der Coronapandemie war an jeder Ecke Münchens zu spüren. Das Traumwetter tat sein Übriges, es herrschte Hochsommer zum Herbstbeginn. Tagsüber im Starnberger See planschen und abends auf dem Oktoberfest rauschen, wann hatte es diese lustvolle Kombination schon einmal gegeben? Freunde und Bekannte trugen seit Tagen Tracht und glühten in Bier- und Schanigärten vor. Wer wann wo in welchem Zelt eine Reservierung hatte und mit wem und wie oft aufs Oktoberfest gehen wollte, dominierte die Gespräche, da konnten Putin und Co. Weltuntergänge anzetteln, wie sie wollten. Die Mass Bier inklusive Trinkgeld dieses Jahr für fünfzehn Euro? Völlig egal, zahlen wir. Meine Freunde packte der Elan und mich die Panik. Alles in mir verzehrte sich danach, mitzumachen.

Ich wollte mich nicht isolieren, weiter am gesellschaftlichen Leben teilnehmen, ohne dabei Alkohol zu konsumieren. Das war einer meiner Vorsätze für mein Abstinenzjahr gewesen, und dass ich mich bisher oft weggeduckt und die Versuchung mittels Zuhausebleiben gemieden hätte, musste ich mir wirklich nicht vorwerfen. Aber die Wiesn? Wie sollte ich das anstellen? War das Oktoberfest doch ein ausschließlich für den Rausch zusammengeschustertes Konstrukt, eine Bubble, in der sich alles um den Exzess drehte, das »Nausgehen«, wie meine Freunde und ich es nannten, seit dreißig Jahren fester Bestandteil meines Kalenders. Nüchtern auf dem Oktoberfest mutete an wie Fußball ohne Ball, Pizza ohne Teig oder wie Tausende weitere bescheuerte Vergleiche, kurz: Das passte einfach überhaupt nicht zusammen.

16. September 2023: Während sie in München schon alle rumtorkeln, sitze ich beim Abendessen auf der Player's Party in Darmstadt und genieße ein Tonic Water auf Eis. Umgeben von gebildeten, niveauvollen Menschen. Niemand fragt mich, warum ich kein Bier mittrinke. Niemanden interessiert es, ob ich Alkohol konsumiere. Das war alles in meinem Kopf, der Gruppenzwang vor allem mein eigener Zwang, aber so konnte ich mir meine Abhängigkeit immer bequem erklären. Jetzt, heute, hier: innere Ruhe, gesunde Müdigkeit nach einem Tennistag in der Sonne. »Cause I am easy like Sunday morning«, die Band spielt Lionel Richie, als ich die Party verlasse und sie auf dem Oktoberfest aus den Zelten stolpern. Alte Beziehungen ruiniert, neue Beziehungen entstanden, auf jeden Fall nicht mehr sie selbst und nichts mehr wie vor dem Exzess und alle hoffentlich glücklich dabei.

»Wollt ihr ein Bier?«, fragte die Bedienung. Sie hieß Veronika, trug Perlenohrringe und Dirndl mit weitem Ausschnitt. Die Kellnerinnen auf dem Oktoberfest mussten sich ihr Trinkgeld hart verdienen. Veronika war in Eile, am Nachbartisch hatten sie auch Durst.

»Unbedingt«, sagte mein Freund Buddy.

»Ich hätte gerne eine alkoholfreie Mass«, sagte ich.

»Alkoholfrei ham ma ned, mir san a Bierzelt«, sagte Veronika.

Buddy grinste.

Ich bestellte ein Spezi.

Montagabend in der Augustiner Festhalle, dem Oktoberfestzelt für Connaisseure, mit frisch gezapftem Augustiner vom Holzfass und anscheinend ohne bleifreie Sonderangebote wie in den anderen Zelten, wieder was gelernt. Woher sollte ich das auch wissen? Wäre mir früher nie in den Sinn gekommen, im Augustiner-Tempel alkoholfrei zu bestellen.

Tag drei des Oktoberfestes, Tag eins für Felix Hutt. Nach drei Jahrzehnten trunkener Wiesn-Gaudi versuchte ich es zum ersten Mal ohne Alkohol. Wie viel Gaudi blieb übrig, wenn ich die Promille wegließ? »Solltest du wirklich nüchtern auf die Wiesn gehen, wirst du alles Schlechte im Menschen sehen«, hatte mich mein Freund Otto gewarnt. Ich befürchtete, dass es schwer würde, ihn zu widerlegen, aber wollte trotzdem Teil der Party sein, wie in einem normalen Jahr ohne Selbstversuch. Meine Einladungen in die Knödelei, ins Marstall- und Schützenfestzelt wahrnehmen, mich nicht verstecken. In der Höhle des Löwen die Nachhaltigkeit meiner Abstinenz auf den Prüfstand stellen. Gelänge es mir, meine Oktoberfestbesuche ohne Alkohol zu bewältigen, würde ich mir selbst beweisen, dass ich meinen neuen, gesunden Lebensstil verinnerlicht hatte und nicht bereit war, ihn für einen schnellen Rausch zu opfern. Dann konnte mich das Schicksal mit seinen Marotten mal gernhaben, dann hätte ich den Endgegner besiegt und Bayern wieder einen König, König Felix I., den Regenten der Enthaltsamkeit.

»Ein belegtes Brot mit Schinken, ein belegtes Brot mit Ei«, sang der Stimmungsmacher der Band auf der Empore. Um uns herum standen Dirndl und Lederhosen auf den Bierbänken und grölten mit, »das sind zwei belegte Brote, eins mit Schinken und eins mit Ei«.

Ich hatte Buddy lange nicht gesehen. Er wusste noch nichts von meinem Selbstversuch, ich wollte ihm persönlich davon erzählen. Wir gingen seit vielen Jahren zusammen Bier trinken. Es war immer lustig, harmonisch, intensiv. Aufhören konnten wir beide schlecht, wie zwei Containerschiffe, die, einmal in Fahrt gekommen, lange zum Bremsen brauchten. Buddy war ein guter Zuhörer, hatte eine gelassene Art, mit Problemen umzugehen, und seine entspannte Haltung färbte meist für ein paar Stunden auf mich ab. An den Buddy-Abenden schmeckte mir das Bier, und ich hätte zu gerne mit einer Mass auf unser Wiedersehen angestoßen. Dass ich nun ausgerechnet hier in der Augustiner Festhalle an unserem ersten Wiesn-Abend mit einer Flasche Spezi vor ihm saß, muss ihm surreal vorgekommen sein.

Buddy sparte sich angenehmerweise eine Bewertung meines alkoholfreien Vorhabens, bestellte sich lieber noch eine Mass. Ich trank jetzt Wasser mit Kohlensäure, stilles wurde nicht angeboten. Wozu auch, ich war ja in einem Bierzelt. Auf meine Frage, ob ich ein Glas bekommen könnte, antwortete Veronika: »Hamma a ned, mir ham nur Bierkrüge.« Ich stieß dann eben mit meiner dämlichen Wasserflasche an. Wir aßen Hendl und Brezn. Unterhielten uns, so gut es bei der musikalischen Untermalung ging.

»Schatzi, schenk mir ein Foto, schenk mir ein Foto von dir«, dröhnte es durchs Zelt.

Es war nicht das Gemisch aus Bierdunst und Schweißgestank, das mich in meinen ersten nüchternen Stunden auf dem Oktoberfest am meisten störte, auch nicht die abgründige Ästhetik der vielen Trachteninterpretationen, es war vor allem der apokalyptische Sound, der mich fertigmachte. Wie konnte man denn zu der Musik abgehen, bitte schön? Wie betrunken muss ich gewesen sein, um in der Vergangenheit zu »Hey Baby« von DJ Ötzi gefeiert zu haben, zum »Fliegerlied« von Tim Toupet oder zu »Verdammt, ich lieb dich« von Matthias Reim?

Buddy und ich spazierten ins Schottenhamelzelt. Hier bekam ich endlich meine alkoholfreie Mass. Interessant war das schon, so aus psychologischer Sicht. Kaum hatte ich den Krug in der Hand, ging es mir besser. Jetzt konnte ich mich wieder an etwas festhalten. Anstoßen, prosten, die Trinkrituale mitmachen. Ich kam mir nicht mehr wie ein Aussätziger vor. Nun hatte auch ich ein Getränk, das aussah wie das der anderen Gäste. Goldbraun glänzendes Bier mit weißem Schaum, da stellte keiner Fragen, schaute mich niemand blöd an. Wussten ja nur der Buddy und ich, dass ich mit Platzpatronen schoss. Fühlte sich gut an, wie nach Hause kommen. Ich gehörte nun wieder dazu, diese Sehnsucht ließ sich nicht wegignorieren. Gegen den Strom zu schwimmen, kostete mehr Energie, als sich treiben zu lassen, und ich schwamm schon sehr lange flussaufwärts. Erstaunlich eigentlich, dass ich diese promillelose Bieralternative bislang meist ausgeschlossen hatte. Könnte doch ein guter Kompromiss sein, mitprosten ohne Nebenwirkungen.

Das alkoholfreie Bier schmeckte ein bisschen nach Karamalz, süßlich, pappig, aber war okay. Die Band sogar großartig. Spielte Peter Fox. »Dickes Ding«. Tausende mitsingende Enthusiasten auf den Bänken, die Arme in die Höhe reckend oder noch besser – sich in den Armen liegend. Knutschende Paare. Keine Aggressionen, viele gut ausgepegelte Räusche, wie bei meinem Buddy. Die Stimmung riss mich mit, mein nicht vorhandener Promillestand war unwichtig. Ich kam mir vor wie ein vollwertiges Mitglied der Feiergesellschaft.

»Ich wollte dir nur mal eben sagen, dass du das Größte für mich bist. Und sichergehen, ob du denn dasselbe für mich fühlst ...«, jetzt war »Kompliment« von den Sportfreunden Stiller an der Reihe, einer meiner Lieblings-Wiesn-Klassiker, und ich brüllte mit dem Rest des Zeltes das Ende des Refrains: »... für mich füüüüüüüühhhhhhhllllllllsssttttt!«

Wir liefen durch die Gänge, hielten mal an diesem Tisch und mal an jenem, riefen uns Belangloses zu, verstanden nicht mehr viel, aber waren uns auch ohne Worte einig, dass wir uns so einen guten Oktoberfestabend vorstellten. Als ich fünfzehn Jahre alt gewesen war, hatte ich das erste Mal im Schottenhamelzelt gefeiert, daran musste ich jetzt komischerweise denken. Mein Geld hatte damals nur für zwei Mass und eine Rose gereicht, die ich bei einem der Fliegenden Händler gekauft und jedem begehrenswerten Dirndl unter die Nase gehalten hatte, und wenn ich jetzt auf diesem Oktoberfest mit Frauen sprach, verzauberten sie mich immer wieder aufs Neue. Es war schon sehr beruhigend, zu erkennen, dass das mal so gar nichts mit der Trinkerei zu tun hatte.

Ich lächelte, und Buddy dachte wahrscheinlich, ich hätte einfach nur gute Laune, dabei freute ich mich vor allem, dass ich von diesem Adrenalin-Endorphin-Cocktail hier im Zelt kosten, ein Teil des Festes sein durfte, obwohl ich nicht mittrank. Ich war mir nach dieser Erfahrung sicher, dass ich nächtelang promillefrei prosten und tanzen könnte, und freute mich darauf, dies bald auszutesten. Da konnten die Skeptiker sagen, was sie wollten, aber feiern ging offensichtlich auch ohne Alkohol. Schlossen sich Rausch und Abstinenz am Ende nicht aus? Ließen sie sich miteinander versöhnen, vielleicht sogar vermählen?

Auf dem Weg zur U-Bahn kaufte sich Buddy gebrannte Mandeln und futterte die Packung in wenigen Minuten leer. Bier machte hungrig. Wir umarmten uns zum Abschied. Ich lief zum Goetheplatz. Die Musik aus den Boxen der Rikschafahrer untermalte den lauen Abend. Auf dem Bürgersteig vor dem McDonald's Bierleichen. Ein irischer Tourist kotzte auf die Rolltreppe. Ich steckte mir meine Kopfhörer in die Ohren und ertrug die Heimfahrt mit den Rauschopfern in der U3 dank Mano Negra. »Mala Vida«, schlechtes Leben, hieß einer der Songs, aber schlecht war das Leben gerade gar nicht, eher angereichert mit Melancholie. Ich hatte die erste große Wiesn-Prüfung bestanden, aber auch den ersten Rausch mit einem Freund liegen gelassen. Er war betrunken, ich vernünftig, Rock'n'Roll sah anders aus. Ich schloss die Tür zur Wohnung auf, in der niemand auf mich wartete, und duschte. Wie ging der Satz noch mal, aus Stuckrad-Barres Essay *Nüchtern*: »Morgen früh werde ich ein Gewinner sein.« Ach ja. Frohen Kater, ihr sympathisch Unvernünftigen.

Am nächsten Abend saß ich mit Daniele, meinem Freund aus Berlin, in einer Hausbox des Marstallzelts und stieß wieder mit alkoholfreiem Bier an. Ein Bekannter von Daniele hatte eingeladen, auf dem Tisch Weißwein und Champagner in einem Weinkühler mit Eiswürfeln, auf den Tellern Ente, Knödel und Blaukraut. »Joana, geboren, um Liebe zu geben«, schallte es von der Empore. Ach, lieber Roland Kaiser, ganz ehrlich, was für ein Höllentext.

Ich freute mich sehr, Daniele zu sehen, ansonsten war die Veranstaltung nicht mein Cup of Tea. Im Marstallzelt feierten mittelalte oberbayerische Immobilienunternehmer aus Miesbach und Bad Tölz, die neue, fleckenfreie Lederhosen und am Handgelenk Rolex Daytonas trugen, und in Begleitung von Frauen kamen, die weder auf Botox noch die Sitzheizung im Porsche Cayenne verzichten mochten, sich gerne einmal die Nasen puderten, der guten Laune wegen, ein Hobby, das sie sich mit ihren gegelten Gönnern teilten.

Abstinent zu bleiben, fiel mir an diesem Abend nicht schwer, das war bei meinem letzten Treffen mit Daniele im Sommer noch ganz anders gewesen. Wir zogen nach dem Essen über die Wiesn. Bestellten zwei Mass im Schützenfestzelt, Daniele mit, ich ohne Alkohol, standen im Gang und schauten dem Menschenstrom in Tracht zu, der an uns vorbeizog. Im Schützenfestzelt versammelten sich jedes Jahr viele gut aussehende Frauen. Warum sich das über die Jahre so entwickelt hatte, wusste ich nicht, war eben so. Mal bekam Daniele ein Lächeln geschenkt, dann begrüßte mich eine Bekannte mit Küsschen, die Band spielte »Angels« von Robbie Williams, und uns ging es gut.

22. September 2023: Freitag, Start mittleres Wochenende. Wiesn oder nicht? Die Sonne scheint, es regnet WhatsApps: »Komm, Felix, gema naus!« Früher hätte ich schon mittags im Käfer-Biergarten angefangen. Aber eine der wichtigsten Erfahrungen, die ich dank der Abstinenz in diesem Jahr verinnerlicht habe, ist die Fähigkeit, alleine sein zu können. Ich habe keine FOMO mehr, keine Angst mehr, etwas zu verpassen. Ich kann es gut mit mir aushalten und so wie heute auch mal verzichten. Ich freue mich über Gesellschaft, aber brauche sie nicht mehr. Arbeite, jogge durch den Luitpoldpark, räume die Wohnung auf. Heute gebe ich mir den Stress mal nicht, auf der Wiesn Nein zu sagen, denn anstrengend ist das schon. Heute spare ich mir die Betrunkenen, den Biermuff und das besoffene Gelaber.

Am Samstagvormittag wartete Tom in einem Café am Englischen Garten auf mich. Wir hatten eineinhalb Jahre kein Wort miteinander gesprochen, keine Nachricht ausgetauscht, uns mit Schweigen und Ignoranz terrorisiert. Jetzt saßen wir vor unseren Espressi und versuchten eine Versöhnung. Ich fieberte dem Treffen seit Tagen angespannt entgegen. Wollte Tom zurück in mein Leben holen, aber fürchtete gleichzeitig, ihn verlieren zu können. Scheiterten wir heute, weil es uns nicht gelang, Verständnis für die Haltung des anderen zu entwickeln, dann musste ich auch in Zukunft auf eine Freundschaft verzichten, die mir mehr als zwei Jahrzehnte so wichtig gewesen war wie wenig anderes.

Vor unserer Funkstille hatten wir uns gegenseitig »Hermano« genannt, Spanisch für Bruder, und so hatte sich unsere Beziehung für mich auch angefühlt. Wir waren wie Brüder aufgewachsen, hatten uns auf Tennisturnieren das Hotelzimmer geteilt, in unserer Jugend viele Jahre fast täglich zusammen trainiert, später gemeinsam Feste gefeiert und veranstaltet. Als Toms Tochter auf die Welt gekommen war, war ich wenige Stunden später an ihrem Bett. Ging es mir schlecht, rief ich Tom an. Gab es einen Erfolg oder eine schöne Nachricht zu teilen, ebenfalls.

Warum es zu unserem Konflikt und zu unserer Sprachlosigkeit gekommen war, ließ sich nicht an einem Punkt festmachen. Wir hatten lange keine Worte gefunden, um unseren Bruch zu kitten. Keinen Weg zueinander. Jetzt arbeiteten Tom und ich im Café die Vergangenheit auf, sprachen offen an, welche Persönlichkeitsentwicklungen uns am anderen störten und was wir uns für unsere Freundschaft wünschen würden. Wir waren sture, freiheitsliebende Wassermänner (in unserem Fall traf dieses Horoskopklischee zu), die sich schwertaten, nachzugeben und Kompromisse einzugehen. Zwei Alphamännchen auf Dickschädelkurs.

Aber Tom, das merkte ich, ging es wie mir, er wollte uns auch nicht verlieren. Trotz unserer Differenzen waren wir uns grundsätzlich einig, dass unsere Freundschaft einen Neustart verdiente. Es würde dauern, bis sich das alte Vertrauen wieder herstellen ließ, doch uns gelang heute ein erster Schritt. Wir bauten uns eine Brücke, gingen aufeinander zu und trafen uns in der Mitte. Versprachen uns, die Kommunikation wieder aufzunehmen und uns regelmäßig auszutauschen.

»Übrigens«, sagte Tom, nachdem wir gezahlt hatten, »ich bin heute Abend im Schützenfestzelt. Das wäre doch eine schöne Gelegenheit, um auf uns anzustoßen.«

»Ich kann mir keinen besseren Anlass für eine Ausnahme vorstellen, als mit dir eine Mass zu trinken«, sagte ich und spürte sofort eine Ambivalenz in mir, während ich diesen Satz aussprach. Mir war die Versöhnung mit Tom auf jeden Fall einen Joker wert, und ich traute mir mittlerweile auch zu, eine Ausnahme als isoliertes Event stehen zu lassen, ohne das Gesamtgerüst wieder zum Einsturz zu bringen. Aber ich fand es auch paradox, dass ich es für nötig hielt, meine Wertschätzung für meinen Freund durch meine Bereitschaft zum Mitprosten auszudrücken. Ich hatte nach meinem Rückfallsommer zu einer inneren Ruhe gefunden, die ich eigentlich nicht riskieren wollte. War mir jetzt sicher, dass ich auch nach dem Ende meines Selbstversuchs abstinent leben wollte. Hätte tausendmal lieber auf die Friedensmass mit Tom verzichtet, als diese Überzeugung zu gefährden und noch einmal so zu leiden wie bei meinen Abstürzen im Juli und August. Vielleicht würde mir das Schicksal die Entscheidung ja abnehmen, hoffte ich, vielleicht käme ich gar nicht in die Versuchung, weil wir uns in dem Wochenend-Wiesn-Gewimmel sowieso nicht finden würden.

Ich traf mich am frühen Abend mit Freunden in der Knödelei, einem der gemütlichen kleinen Oktoberfestzelte. Wir machten Brotzeit, und ich trank brav meine alkoholfreie Mass, wollte meiner Linie erst mal treu bleiben und auf ein Zeichen von Tom warten. Meldete er sich nicht, würde ich hier weiter trocken mitfeiern. An diesem Samstagabend am mittleren Wiesn-Wochenende waren die Zelte ausreserviert und schon früh geschlossen, niemand wurde mehr reingelassen. Zu Tom ins beliebte Schützenfestzelt zu gelangen, bedurfte eines kleinen Wunders.

Zwei Stunden vergingen, in denen ich mich in der Knödelei mit meinen Freunden unterhielt und mich langsam damit arrangierte, ein weiteres Mal nüchtern nach Hause zu gehen. Schade um die Versöhnungsmass mit Tom, gut für meine Enthaltsamkeitsbilanz. Dritter Oktoberfestbesuch, zum dritten Mal abstinent geblieben. Morgen früh werde ich einmal mehr ein Gewinner sein. Fantastisch. Eigentlich hätte ich mich freuen müssen, weil sich der Zwiespalt, in dem ich mich befand, nicht zum Krater ausweitete, und ich wusste, dass ich spätestens nach dem Aufwachen sehr dankbar für diese abgenommene Entscheidung sein würde. Aber heute Abend machte mich diese Perspektive auch ein wenig traurig. Wäre sicher ein schöner allerletzter Rausch geworden, mit Tom, nach diesem Tag der restaurierten Männerliebe.

Er schrieb mir eine Nachricht aus dem Schützenfestzelt. »Die Stimmung ist überragend, versuch doch zu kommen!«

Viel Zeit, darüber nachzudenken, blieb mir nicht, um halb elf war Feierabend. Ich lief aus der Knödelei an Schaustellern und Brotzeitbuden vorbei Richtung Bavaria, zu deren Füßen das Schützenfestzelt gelb erleuchtet strahlte. Wie erwartet waren die Türen geschlossen. Security-Beamte wiesen rabiate Versuche betrunkener Lederhosen, ins Zelt zu kommen, genauso konsequent ab wie die charmanten Überredungskünste der Dirndl.

Ich stand vor einem der versperrten Seiteneingänge, der von einer Menschentraube belagert wurde, wollte gerade aufgeben und zurück in die Knödelei gehen, als mich ein junger Mann im Trachtenjanker ansprach.

Was es mir wert sei, ins Zelt zu kommen.

»Äh, einiges, wieso?«

Ich solle ihm fünfzehn Euro geben.

Ich gab ihm zwanzig.

»Komm mit.«

Er steckte sich einen Mitarbeiterausweis an sein Revers, deutete mir an, ihm zu folgen, und lotste mich durch die Menge an der Security vorbei ins Zelt. Da war es, mein Wunder. Wieso er sich unter den Hunderten von Ausgesperrten vor dem Zelt ausgerechnet mich ausgesucht hatte, und was das für ein komischer Nebenerwerb eines Schützenfestzeltangestellten war – alles total egal. Es gab einen Gott, und der wollte, dass ich heute Abend mit meinem Freund feierte.

Ich stand wenige Minuten später neben Tom auf der Bank, jeder eine kalte Mass Löwenbräu-Bier in der Hand.

Auf dich!

Auf uns!

Die Band spielte »Verdammt, ich lieb dich«, klar, was sonst, und jetzt fand ich den Song natürlich großartig, und der Alkohol schoss in mein untrainiertes System wie eine NASA-Rakete in den Nachthimmel. Völlig losgelöst, von den Sternen, schwebte das Raumschiff, und schon war die erste Mass weginhaliert, musste die zweite her, was soll's, auf eine friedliche Wiesn.

Ich war schnell betrunken, aber verlor mich nicht. Genoss die nächsten Stunden wie einen Trip, auf den ich mich im Bewusstsein einließ, dass er eine Ausnahme bleiben würde. Realisierte schon auf der Bank im Schützenfestzelt, dass der Anlass und die Umstände, die zu diesem Abend geführt hatten, einzigartig waren und so nicht wiederkommen würden. Ich trank nicht aus Verzweiflung, Suchtdruck oder Mitmachzwang, nur aus Freude über Tom und mich.

Der Rausch verstärkte mein Glücksgefühl, einen Freund wiedergewonnen zu haben, und machte mich euphorisch. Wie in einem Zeitraffer zogen all die wunderbaren Jahre an mir vorbei, in denen Tom und ich auf dem Oktoberfest gefeiert hatten, das Sich-gehen-Lassen noch nicht hinterfragend, sondern es unschuldig zelebrierend. Jetzt prosteten, tanzten und sangen wir wie in alten Zeiten, natürlich auch, als »Fürstenfeld« anklang, der Gott aller Wiesn-Hits, von der österreichischen Band S.T.S. »Langsam find't der Tag sei End, und die Nacht beginnt …«, fängt das Lied an, und wer an diesem Samstagabend keine Gänsehaut bekam, als alle im Schützenfestzelt einstimmten, der würde die Wiesn nie verstehen.

Tom und ich gingen zurück in die Knödelei, stießen mit einer letzten Mass an, dann wollte er nach Hause. Ich zog weiter durch die Nacht. Konnte wieder nicht aufhören, hasste diese Seite an mir. Wieso jetzt nicht schlafen gehen wie Tom? War doch alles gesagt und traumhaft gelaufen heute. Ein Tag und ein Abend zum Einrahmen und An-die-Wand-Hängen. You just can't handle this shit, dachte ich mir, keine deutschen Worte findend, die meine Misere besser ausdrückten. Die Gier siegte. Wenn schon rauschen, dann bis zum Ende. Als ob ich noch einen letzten Beweis gebraucht hätte, dass mein Alkoholkonsum nur ganz oder gar nicht zuließ, und die Abstinenz deshalb für mich alternativlos sein musste.

Im Paradiso, einer Diskothek in der Nähe des Viktualienmarkts, trank ich zu viele Gin Tonics und tanzte mit einer schwarzhaarigen Ukrainerin. Wir küssten uns, sie schmeckte nach Zigarette, und bevor ich mit dem Taxi nach Hause fuhr, gab sie mir ihre Nummer und sagte, dass wir uns bald zum Sushi-Essen sehen sollten.

Am nächsten Morgen hatte ich komischerweise keinen Kater. Als ob meine Resteuphorie ihn verscheuchte. Ich brauchte keine Aspirin, keine Leberkässemmel, nichts Deftiges oder Scharfes. Bereute nichts, auch nicht die Minidelle in meiner Enthaltsamkeitsbilanz. Dieser Abend gestern war die Definition von anlassbezogenem Trinken aus einem fröhlichen Grund gewesen, wie es Leander Haußmann gemeint haben musste. Ich verbrachte den Sonntag mit meiner Tochter auf dem Oktoberfest. Kettenkarussell, Zuckerwatte, Riesenrad. Nicht den Hauch einer Versuchung, mit einer Kontermass meinen Rausch wieder aufzuwärmen. Im Gegensatz zum Junggesellenabschied in Madrid oder meinem Rückfallsommer fürchtete ich mich auch nicht vor den Folgen des Exzesses, weil es sich in meinem Selbstverständnis festgesetzt hatte, dass ich ohne ihn leben, abstinent bleiben wollte. Meine Wiesn-Besuche in diesem Jahr hatten mich in dieser Haltung bekräftigt.

26. September 2023: Mit Roland, Otto und ein paar Freunden im feinen Käferzelt. Großartige Gelegenheit für einen niveauvollen Absturz umgeben von der gut aussehenden Jeunesse dorée. Leckere Ente, alkoholfreie

Paulaner-Mass, um Mitternacht im Bett. Ohne Probleme zurück im gesunden Rhythmus.

2. Oktober 2023: Vorletzter Abend des 188. Oktoberfestes, letzter Abend für mich. Mit Richard und Stefan im Weinzelt. Kein Bierzelt, sondern Dekadenzpalast. Plumpes Zur-Schau-Stellen ökonomischer Potenz. Regenschirme an den Tischen, mit denen man sich vor Champagnerduschen schützen kann. Fünfstellige Beträge in ein paar Sekunden verspritzt. Stilles Wasser schön kalt und lecker heute. Noch einmal nüchtern die schlechteren Wiesn-Hits ertragen, von Mickie Krause bis Helene Fischer. Dann habe ich es geschafft. Froh, dass das Oktoberfest morgen vorbei ist. Stolz, dass ich den Endgegner bezwungen habe.

3. Oktober 2023: Abbaden am Tag der Deutschen Einheit. Letztes Jahr war ich beim Wiesn-Kehraus bis zum Ende am Glas. Dieses Jahr bin ich am Starnberger See und mache eine Arschbombe vom Steg ins Wasser, weil meine Tochter das wahnsinnig lustig findet. Kann mir selbst nicht oft genug vorsagen, welches Leben mir besser gefällt. Langsam verinnerliche ich es auch.

Kapitel 12

Erntedank

6. Oktober 2023: Auf dem Monitor über dem Laufband blinkt der sehr zutreffende Spruch »Alles beginnt mit dem ersten Schritt«. Ich drücke auf Start und jogge los, immer schön am virtuellen Strand auf dem Bildschirm entlang. Fühlt sich auch wie Beach an, beautiful beach, so leicht und locker, neben mir Salzwasserwellen, unter mir warmer Sand und über mir Sonne und Möwen. In der analogen Welt laufe ich unter Neonlicht und schaue durch die Fensterscheiben von Clever Fit auf einen schattigen grauen Innenhof. Ich muss Freiheit und Glück neu definieren, denke ich, sie nicht mehr als abstrakte erstrebenswerte Zustände in die Zukunft prokrastinieren. Hier und jetzt bin ich doch frei und glücklich und renne wie eine Gazelle, die vor einem Löwen flüchtet. Gleich kommt Nail, und dann machen wir Bankdrücken, Old-School-Eisenpumpen, ich liebe es.

»So, Habibi, achtzig Kilo, zehn Wiederholungen, jetzt möchte ich was sehen, auf geht's!«, sagte Nail und half mir, die Langhantelstange, an deren Enden die Gewichtsscheiben hingen, aus der Verankerung zu heben. Ich lag mit dem Rücken auf der Bank, drückte die achtzig Kilogramm in die Höhe, bis meine Arme durchgestreckt waren, atmete laut aus, ließ die Stange dann langsam auf meine Brust herabsenken, atmete dabei tief ein und stemmte sie wieder nach oben. Nail stand hinter mir, sein Gesicht über meines gebeugt, und feuerte mich an. Nach zehn Wiederholungen zitterte meine Brust, spürte ich einen leichten Krampf im linken Oberarm, aber ich hörte nicht auf, machte weiter, schaffte zwölf.

»Bravo! Da geht heute was!«, lobte Nail und schob noch zwei Fünf-Kilo-Scheiben auf die Stange. »Kurze Pause, dann neunzig Kilo, acht Wiederholungen!«

Okay, Boss.

Im Clever-Fit-Fitnessstudio in der Nähe des Hauptbahnhofs trainierten an diesem Morgen nur wenige andere Frühaufsteher. München litt noch am Oktoberfestkater. Seichte Elektromusik dudelte aus den Boxen. Der Ich-ruhe-so-was-von-komplett-in-mir-Yogi dehnte sich barfuß auf einer Matte. Ein tätowierter Büffel auf Steroiden grunzte beim Schulterdrücken vor dem Spiegel und ließ die offensichtlich viel zu schweren Kurzhanteln nach jedem Satz auf den Boden krachen. Nail und mich lenkte das nicht ab. Wir verfolgten hier im Gym ein Ziel, und das lautete: endlich die Ernte für meinen neuen Lebenswandel einzufahren.

Nail arbeitete an vielen Wochenenden als DJ und werktags als Personal Trainer und Ernährungsberater. Er lebte, was er predigte, sah mit seinen kurz geschorenen Haaren und seinem drahtigen, muskulösen Körper aus wie ein MMA-Kämpfer. Nail hatte mich bereits vor fünf Jahren für mein Tennisprojekt fit gemacht, als ich mich auf die

Jagd nach einem Weltranglistenpunkt begeben und über meine Erlebnisse auf der Tour das Buch *Lucky Loser* geschrieben hatte. Er behandelte mich nicht wie einen Klienten, sondern wie seinen Freund. Legte er in München auf, im Enter the Dragon, Filmcasino oder Lucky Who, stand ich manchmal neben seinen Turntables, während er die Feiernden mit Amapiano-Beats dirigierte, trank Red Bull auf Eis ohne Wodka, und Nail versuchte mich in keiner dieser Nächte zum Rauschen zu überreden. Trockener Habibi Hutt, ist besser so für ihn, kein Thema.

War es bis zum Ende des Oktoberfestes für mich ums Überleben gegangen, darum, das Schlimmste zu verhindern, Rückfälle zu vermeiden, meinen Kampf gegen die Mitmachzwänge zu gewinnen und um jeden Preis keinen Alkohol zu konsumieren, entwickelte ich nach dem Sieg über den Endgegner ein Selbstbewusstsein, das ungeahnte Kapazitäten freisetzte. Da ich meine Zeit nicht mehr ausschließlich dafür nutzen musste, Vermeidungsstrategien zu entwerfen und mich in anstrengenden Dialogen mit mir selbst zur Enthaltsamkeit zu mahnen, blieb auf einmal viel Raum für konstruktives Nach-vorne-Denken. Welches Potenzial schlummerte wohl in mir, wenn ich das Nichttrinken hinbekam, ohne mich dafür rund um die Uhr verausgaben zu müssen?

Mit jedem weiteren Tag ohne Alkohol nahm der Stress ein wenig ab, mutierte die Stimme der Versuchung zum Stimmchen, verblasste die Erinnerung an die Räusche, wie nach der Trennung von einer geliebten Person, bei der man sich anfangs an jedes geteilte Erlebnis klammerte, überzeugt war, ohne sie nicht weiterleben zu können, und dann gelang es doch, weil sich das Weiterleben als alternativlos entpuppte, und mit der Zeit eröffnete sich einem ein neuer Horizont, eine neue Perspektive, vielversprechender als das, was man hinter sich gelassen hatte. So fühlte sich mein Leben in diesen Wochen nach dem Oktoberfest an. Ich dachte nicht mehr viel an die Ex, das tat mir gut. War überrascht, dass ich nicht mehr das Ende des Selbstversuchs herbeisehnte, um wieder trinken zu dürfen, sondern das Bedürfnis verspürte, das Experiment zum Alltag werden zu lassen, ohne Ablaufdatum. Die Enthaltsamkeit als Selbstverständlichkeit wurde tatsächlich immer öfter zum unscheinbaren Begleiter, und ich spürte die existenzielle Freiheit, die dieser Zustand mit sich brachte. Manchmal dachte ich tagelang nicht an Alkohol, und wenn ich das dann realisierte, fühlte ich mich noch unabhängiger und glücklicher als auf dem Laufband.

Ich hatte mich bis dahin in diesem Abstinenzjahr darauf fokussiert, wenig falsch zu machen. Mich an den Dingen abgearbeitet, auf die ich verzichten musste, mich mit den Nachteilen des Entsagens beschäftigt, mit dem Saturday Night Fever, das ich verpasste, und nicht mit den Vorteilen, die ich ohne Alkohol hinzugewonnen hatte. Warum diskutierten wir immer über den Samstagabend, den ausgelassenen Exzess, und nicht den Alltag, die anderen sechs Tage der Woche, die ohne Alkohol definitiv besser zu bewältigen waren? Alte Menschenregel – man vermisste das, was man gerade nicht haben durfte, und übersah das Wertvolle, was man dank des Verzichts hinzugewann.

Ich war seit Beginn meines Selbstversuchs, mit einer Ausnahme im Rückfallsommer, nicht mehr krank gewesen. Das Privileg einer so langen gesunden Phase hatte ich bis dato nicht genießen dürfen. Keine Migräne, Grippe,

Angina, kein Fieber, Herpes, Magen-Darm, kein Anstecken mit irgendeinem wilden Virus, das meine Tochter aus der Kita mitbrachte. Keine Schweißausbrüche, unangenehmen Körpergerüche, keine unreine, fettende Haut. Chronische Entzündungen, die mich jahrelang tyrannisiert hatten, zum Beispiel an meiner linken Achillessehne und in meinem rechten Schultergelenk – verschwunden. Nachts mussten die verehrten Mitarbeiterinnen und Mitarbeiter meiner Leber nicht mehr schuften wie im Bergwerk, um den Alkohol abzubauen. Ich schlief acht Stunden durch. Schlief ich einmal weniger, fühlte ich mich dennoch ausgeruht und bewältigte meinen Alltag produktiv. Verlorene Tage, an denen gar nichts ging, existierten nicht mehr. Mein Stoffwechsel funktionierte wie nach einem Uhrwerk. Die Aspirin- und Ibuprofen-Packungen verwaisten im Badezimmerschrank, weil ich ohne Kater und Krankheiten keine pharmazeutischen Hilfen benötigte.

Ich wollte nun mit Nails Hilfe anfangen, diese Vorteile meiner Abstinenz auszukosten. Den Leistungssportler in mir wieder erwecken, aus einem gesunden auch einen fitten Körper formen. Ohne Bier und Metzgerkost könnte ich doch meine Brust- und Bauchmuskeln reaktivieren, dachte ich, mir auch ein bisschen Eitelkeit rund um den Nabel meiner Welt gönnen. Wieso nicht einmal austesten, wie weit ich meinen Körper im Clever Fit definiert bekam? Wieso kein Sixpack, wie damals im College? Vielleicht würde ich ein paar Tennisturniere spielen, frisch und unverkatert, zum ersten Mal seit so vielen Jahren? Wer weiß, unter Umständen besiegte ich ja den oder anderen besseren Spieler, weil ich belastbarer geworden war, ohne die Droge Alkohol.

Ich hatte in den letzten Monaten mein Leben renoviert, aber meine Physis vernachlässigt. Ich würde erst richtig bei mir selbst angekommen sein, wenn ich meinen Dreiklang aus sportlicher Belastung, vernünftigem Lebenswandel und daraus resultierendem Wohlfühlen hinbekam, ich nicht schnaufend Treppen stieg, mir Junkfood reinstopfte und den Blick in den Spiegel lieber mied. Auf mich traf die alte Binsenweisheit, wonach in einem gesunden Körper auch ein gesunder Geist steckte, definitiv zu. Verausgaben, schwitzen, duschen, gut essen und schlafen – mein simples Rezept für ein gutes Leben. Wurde Zeit, dass ich mich wieder daran orientierte. Theoretisch müsste ich mich jetzt austrainieren können wie seit meiner Jugend nicht mehr, denn wann hatte ich zuvor schon einmal so lange auf Alkohol verzichtet? Noch nie.

»Und was macht die Ernährung?«, fragte Nail vor der Bauchmuskeleinheit. Er brauchte nicht auszusprechen, wie sehr es ihn verwunderte, dass ich seit Beginn meines Selbstversuchs nicht abgenommen hatte, eine kleine Plauze mit mir herumtrug. Ich verstand die Botschaft auch so. Normalerweise führte Alkoholentzug zu Gewichtsverlust. Bei mir nicht. Ich wog gut über der Neunzig-Kilogramm-Grenze, die für mich über die Jahre zu einem Wohlfühlbarometer geworden war. Zeigte die Waage eine Zahl darunter an, wusste ich, dass es meinem Körper gut ging, mir die Balance zwischen Sport, gesunder Ernährung, Belastung und Entspannung gelang.

Aber in diesem Jahr der Veränderungen war meine Energie bislang in den Krieg zwischen der Stimme der Vernunft und der Stimme der Versuchung abgeflossen, in meine Bemühungen, mein neues Leben als berufstätiger, alleinstehender Vater auf die Reihe zu bekommen, hatte ich Zeit und Kraft ins Verarbeiten der Vergangenheit, in Lampenläden, Pflanzencenter und Möbelhäuser investiert, wo ich mir ein neues Zuhause zusammenstellte, in dem ich mich erst jetzt, ein knappes halbes Jahr nach meinem Auszug, auch zu Hause fühlte. Ich spielte viel zu selten Tennis und trainierte zu wenig mit Nail im Fitnessstudio. Der Englische Garten nicht weit von meiner Wohnung hatte sogar eine Vermisstenanzeige aufgegeben: Hat irgendjemand den Jogger Felix Hutt gesehen? Von meinen Marathonplänen war mir das Teilnehmer-T-Shirt im Briefkasten geblieben. Der Lauf hatte ohne mich stattgefunden.

»Ich haue mir leider immer noch alles außer Alk rein, alles«, sagte ich und gestand Nail, dass ich eine Vorliebe für Süßigkeiten entwickelt hatte, seit ich nicht mehr trank. Hatte mich der Zuckerkram früher nicht interessiert, war er in den letzten Monaten zum Ventil für Stressabbau geworden. Ich verschlang abends gerne mal fünf Flutschfinger-Eis meiner Tochter, drei Tafel Ritter-Sport-Schokolade, eine Schüssel Schokomüsli mit Milch und zum Abschluss Weingummis, natürlich das Original aus England, und natürlich gleich die ganze Packung.

Nail lachte.

»Ja, irgendeine Befriedigung braucht unser Belohnungssystem im Gehirn dann halt meistens doch«, sagte er. In meinem Fall habe wohl der Zucker den Alkohol abgelöst. Zudem erschwere das Stresshormon Cortisol das Abnehmen, weil ich mit meiner Trennung, dem Versuch, abstinent zu bleiben, und einigen anderen Baustellen viel Belastendes parallel am Start hätte. Cortisol wirke sich auch auf den Bauchumfang aus. Nail riet mir, Zucker und weißes

Mehl wegzulassen, stattdessen proteinreiche Produkte wie Hüttenkäse, Lachs, Salat und Nüsse zu essen. »Und auch wenn es leichter gesagt ist als getan, Habibi, versuch, die Nervereien so gut es geht aus deinem Leben zu eliminieren«, sagte er, bevor wir uns verabschiedeten.

Nach der Unterhaltung mit Nail hätte der alte Felix sofort Ziele definiert, die er erreichen musste, für seinen Gewichtsverlust, für Erfolge auf dem Tennisplatz, und sich massiv unter Druck gesetzt. Bis Weihnachten will ich so und so viele Kilogramm abgenommen haben und auf Position XYZ der deutschen Tennisrangliste stehen. Der neue Felix tat das nicht. Stress zu reduzieren, bedeutete für mich nun, die richtigen Änderungen vorzunehmen, zum Beispiel meine Ernährung auf gesunde Lebensmittel umzustellen, Zucker wegzulassen und häufiger Sport zu treiben, aber ohne Zwang. Ich wollte diese Aspekte so in meinen Alltag einbauen, dass ich sie langfristig leben konnte. Keine Diät machen, zu der ich mich überreden musste. Ohne intrinsische Überzeugung kein fundamentaler Wandel – diese Lehre aus den schlimmen ersten Monaten der Abstinenz hatte sich auf meiner Festplatte eingebrannt wie eine Gravur.

Ich strich Schokolade und Weingummis, aber gönnte mir weiterhin Pasta und Brot, weil ich wusste, dass mir ohne Kohlenhydrate Energie fehlen, ich es langfristig nicht ohne meine geliebten Spaghetti Amatriciana aushalten und unglücklich werden würde. Ich integrierte Fitness- und Tennistraining in meinen Wochenplan, aber übertrieb es nicht mit der Belastung, schließlich sollte mir mein Sportprogramm vor allem Spaß machen. Ich vermied, dass die Termine mit anderen kollidierten, Konflikte entstanden, gönnte mir Tage, an denen ich mich von meinem Leben erholen konnte.

Die ersten kleinen Belohnungen, die mir bewiesen, dass ich mich mit meiner Strategie auf dem richtigen Weg befand, ließen nicht lange auf sich warten. Schon nach wenigen Trainingseinheiten auf dem Tennisplatz fiel mir auf, dass ich nun mit einem Körper arbeitete, der mir in dieser ausgeruhten Form noch nie zur Verfügung gestanden hatte. Es war, als hätte ich einen alten, übergewichtigen Schimmel gegen einen aerodynamischen Araberhengst getauscht, den ich jetzt nur noch wettkampftauglich machen musste. Am deutlichsten bemerkte ich die Verbesserung bei langen Ballwechseln, nach denen ich früher einen so hohen Puls gehabt hatte, dass die folgenden Punkte aufgrund meiner Unfitness nicht zu gewinnen waren. Jetzt stand ich wenige Sekunden nach einer langen Rallye wieder an der Grundlinie, atmete ruhig durch und schlug auf. Im Fitnessstudio steigerte Nail bald regelmäßig die Gewichte, und vor dem Spiegel zeichnete sich allmählich ein Körper ab, der mir gefiel.

Und damit war ich nicht allein.

Ich verabredete mich zum ersten Mal nach meiner Trennung zu Dates. Bestellte Espresso, stilles Wasser oder alkoholfreies Bier, meine Begleitung meist Aperol Spritz, Champagner, Crémant, Rot- oder Weißwein. Bei den ersten Rendezvous war ich sehr nervös, weil ich so gut wie nie promillefrei in solche Abende gegangen war, nicht wusste, wie die Frau reagieren würde, wenn ich von meiner Abstinenz erzählte. Aber sie hielt sich meist nicht lange mit der Auswahl meines Getränks auf, wir hatten Interessanteres zu bereden. Ich möchte hier weder Intimes ausplaudern noch wie ein Angeber klingen, nur so viel sei mir zum Thema alkoholfreie Liebe gestattet: Mag sein, dass sich der ein oder andere Mann einredete, man erobere Frauen am besten angetrunken, weil der Alkohol die Zunge lockerte und Verklemmungen löste. Ich hatte diese Haltung traurigerweise viel zu lange geteilt. Jedoch, sie war falsch. Der abstinente Gentleman kam deutlich besser an als der lallende Prahlhans. Eigentlich keine überraschende Erkenntnis, aber ich hatte die Erfahrung eben selten gemacht. Nüchtern genoss ich nun unterhaltsame Abende und anregende Nächte. Unabhängig davon, welche Vorlieben und Praktiken des Beischlafes man pflegte, ein gesunder Körper schadete dabei nie.

Ich trank mir mein Gegenüber nicht schön und mir selbst keinen Mut an. Amore unplugged. Sah und hörte, was war, und zeigte mich, wie ich bin. Anfangs immer etwas aufgeregt und unsicher, und wenn ich die Beschnupper-Small-Talk-Phase überstanden hatte, dann saß da ein eloquenter, aufgeschlossener, zuvorkommender Mann mit Manieren und einer guten Allgemeinbildung am Tisch, mit dem man über vieles reden konnte, auch über die Dinge, die einen bedrückten, der Empfehlungen für den richtigen Hauptgang und den korrespondierenden Wein gab und der sich auch optisch nicht schlecht gehalten hatte. Für mich war jeder dieser Abende ein Erfolg, egal, wie er endete, denn ich stand zu meiner unverstellten Persönlichkeit und akzeptierte, dass sie mal besser und mal weniger gut ankam, aber nie so schlecht, dass mich eine der Damen vor dem Nachtisch verließ. Wenn ich sie umarmte, dann roch ich nicht wie früher meinen Augustiner- oder Averna-Atem, sondern ihr Haar und ihren Hals, und was soll ich sagen, dieser Duft der Frauen gehört für mich zum Wunderbarsten, was unser Planet zu bieten hat.

Hielt mich mein Alltagsalkoholismus in einer Negativspirale aus Trinken, Absturz, Kater und Weitertrinken gefangen, entwickelte sich jetzt ein positiver Kreislauf in die entgegengesetzte Richtung. Mein verbessertes Körpergefühl führte zu mehr Selbstvertrauen, was beim Kennenlernen half, und die angenehmen Begegnungen motivierten mich, mein Training und meine ausgewogene Ernährung fortzusetzen. Den Triumph, alle widerlegt zu haben, die sich und mir einreden wollten, dass man ohne Alkohol keine Frauen kennenlernen konnte, verarbeitete ich im Stillen. Traf ich mich mit meinen Freunden, erzählte ich weder von der Endgültigkeit meines Entschlusses, nicht mehr zu trinken, noch von meinen Verabredungen. Ich wollte mir meine schönen neuen Erfahrungen nicht durch unreifes Gerede besudeln lassen.

27. Oktober 2023: »Wann hörst endlich auf mit dem Mist, wann bist wieder der Alte?«, fragt Adrian im Schumann's. Er vermisse die Abstürze mit mir und Cuba Libre in der Cohibar. Bin ich eigentlich dein Animateur, dein besoffener Clown, der sich betrinkt und ruiniert, der dich unterhält, damit du einen Grund hast, dich abzuschießen?, denke ich, aber traue mich noch nicht, ihm zu sagen, dass ich beschlossen habe, ganz aufzuhören. Bin immer noch in dieser abgefuckten Rechtfertigungsposition. Adrians Erwartungshaltung ist, dass ich mich wieder

einkriege und mitmache. Dass er und alle anderen hier mit ihren schicken Cocktails auf der falschen Spur sein könnten, kommt ihm nicht in den Sinn. Hutt, der Exot, der zur Vernunft kommen muss. Will nach Hause und meine Ruhe haben, mein Wohlfühlen genießen. Leben ohne Alkohol heißt häufig auch, alleine unter anderen mit sich selbst d'accord sein zu müssen, und wenn man lernt, dass das kein Müssen ist, sondern persönliche Weiterentwicklung, dann geht man alleine in die Oper und merkt, dass man niemanden vermisst, und schon gar nicht das überflüssige Gerede, und ehe man sichs versieht, hat man etwas viel Wichtigeres gelernt: mit sich selbst klarzukommen, sich selbst zu lieben.

Sie erreichten mich nicht mehr. Nicht mit Spott, nicht mit lustig verpackter Provokation, nicht mit vermeintlich fürsorglicher Neugier, auch nicht mit penetrantem Nachfragen. Weder Adrian noch Otto oder Stefan, mein Arztfreund, der mir eine Nachricht schrieb: *»Wird echt Zeit, dass dein Abstinenzjahr endet und das Buch fertig wird. Vermisse unsere Wirtshausabende.«* Sie hätten die Augustiner schon kalt gestellt, für hinterher, sagten die Tennisfreunde vor dem Punktspiel, und ich sagte ihnen nach dem Match, sie sollten es sich schmecken lassen, und fuhr nach Hause.

In diesen Herbstwochen, in denen das verkrampfte Dagegen-Ankämpfen verschwand, ich die Umstellung genoss und nicht erzwang, es keinen Endgegner zu besiegen gab, die positiven Veränderungen der Abstinenz mein Leben bereicherten, fiel der finale Entschluss, mein Angekommensein nicht mehr riskieren zu wollen. Ich begann, die

Frage, wie ich es nach Ende meines Selbstversuchs mit dem Trinken halten wollte, ehrlich zu beantworten.

»Ich bin raus«, sagte ich.

Und ließ mich von den Reaktionen nicht entmutigen, die selten zustimmend, meist kritisch nachfragend oder gleich ablehnend ausfielen. Ich konnte mir gerade keinen noch so ekstatischen, positiv besetzten Rausch, keine weitere Versöhnung mit einem nichtbiologischen Bruder, einfach keinen Anlass mehr vorstellen, der es mir wert gewesen wäre, auf Felix Hutt, den verlässlichen Vater, ausgeglichenen Freund, ja so pathetisch das klingt, auf den besseren Menschen zu verzichten, den ich täglich mehr lieb gewann. Ich war stolz auf diesen Kerl, der mich überrascht hatte, weil er aus eigener Kraft zu einem verantwortungsbewussten Mann gereift war und unbetäubt noch eine ganze Menge zu geben hatte.

Sollte ich mich wieder verlieben, hatte ich lange gedacht, dann sähe ich mich gegenüber meiner neuen Partnerin vielleicht verpflichtet, mit ihr zu trinken und anzustoßen, unser Glück auch am Glas zu teilen, damit sie mich nicht gleich zu Beginn unserer Beziehung für einen Typ mit Alkoholproblem oder einen dieser fanatischen Sober-Living-Freaks halten würde. Ich ließ dieses Fenster offen, die zukünftige Frau meines Lebens sollte mir doch Ausnahmen wert sein, oder? Aber als ich jetzt auf meinen Verabredungen das Thema mit der ersten Bestellung vom Tisch nahm, kurz erklärte, warum ich lieber Wasser trank und mich an meiner Begleitung berauschte, merkte, wie positiv die Frauen auf meine Enthaltsamkeit reagierten, welche Wertschätzung sie mir nach dem ersten Moment der Verwunderung für meinen Lebenswandel entgegenbrachten, wie wir uns küssten und sie mich schmeckten, nicht Grappa oder Wodka Red Bull, da wurde mir klar, dass ich mich auch dieses letzten Fluchtwegs entledigen konnte.

18. November 2023: Doppeleinheit im Clever-Fit-Fitnessstudio: erst Eisen, dann eine Stunde auf dem Laufband. Erstaunlich, welches Potenzial in meinem Körper steckt. Duschen. Ins Frischeparadies, Fisch und Gemüse kaufen. Vor dem Eingang ein Weinmarkt. Kultiviert süffeln die Besserverdienenden am Samstagvormittag, bevor sie sich am Fischtresen um Thunfisch-Sashimi und Seewolf balgen. Ich hole mir ein Toskanabrot, geräucherten Lachs und Meerrettich. Setze mich zu Hause mit meinem Proteinsandwich und einem Espresso auf meine kleine Dachterrasse und sehe bis zu den Alpen. Was ist das jetzt? Glück? Bin ich angekommen? Ja, glaube schon. Geht es noch besser? Mal sehen. Vielleicht mit dir neben mir. Aber ich kann warten, habe keinen Stress. Es ist, was es ist. Und es kommt, was kommt.

Kapitel 13

Ihr Trinkerlein kommet

1. Dezember 2023: Freitagnachmittag, auf einmal schneit es. Unendlich viele dicke Flocken, hört gar nicht mehr auf. Dächer und Balkone verhüllt, weiße Decke über allem. Ich muss raus, mich in den Schnee legen, Engel machen. So habe ich Winter seit Jahren nicht mehr in der Stadt erlebt. Kindheitserinnerungen. Wir durften uns noch über Wetterumschwünge freuen, ohne an Klimawandel und verhungerte Eisbären denken zu müssen. Draußen versinke ich beim Gehen bis zu den Knien, rolle Schneebälle in meinen Handschuhen, die ich nirgendwohin schmeiße, einfach fallen lasse. »Dicht verpackt in Winterjacken sehn wir wie Eskimos aus, nur noch das Gesicht schaut aus der Kapuze raus«, singt Philipp Poisel in »Seerosenteich«, und ich summe das Lied auf dem Weg ins Schumann's vor mich hin, »deine Hand an meiner, meine Handschuhe an deinen. Deine warmen Wangen, deine Lippen an meinen. Und die Schneeflocken fallen, am Seerosenteich.« Ich glaube schon, dass ich weiß, warum dieser Text gerade in diesem Moment zu mir kommt. Wo ist meine Eskimofrau? Gibt es sie überhaupt? Die eine, die unter

meine Kapuze schlüpft, die bleibt und mich wärmt?
Was mache ich nun mit meiner Freiheit?

Das könnte dir so passen, mit deiner neuen Selbstsicherheit ohne Alkohol, sagte die Stimme der Versuchung, und schickte mir die Weihnachtszeit vorbei. Ausgerechnet jetzt, da ich mich endlich in meiner Abstinenz einrichtete. Verdammte Lebkuchen-Glühwein-Glückseligkeit, verdammte Konsumschlacht mit nervigen Amazon-Päckchen und rempelnden Aggroshoppern in deutschen Innenstädten, verdammt viele Anlässe, um zu verdrängen und zu trinken. Weihnachtsfeier hier, Jahresabschlussparty da, überall spontane Daydrinking-Gelegenheiten. Dann hatte auch noch die und der Geburtstag, mein Vater zum Beispiel am 14. Dezember. Seinen Fest- beging ich nach seinem Tod als Gedenktag, begleitet von »Er wäre heute so und so alt geworden«. Prost, Papa, ein Rausch auf dich in Ehren, so wie du es gerne gehabt hättest, auf die vielen inspirierenden Diskussionen zwischen uns, die für immer unausgesprochen bleiben werden, ich vermisse dich. Und nach der Bescherung an Heiligabend half sowieso nur noch ein Roter zur Gans oder ein Weißer zum Karpfen, weil man sich und/oder seine Familie ohne Schwips nicht aushielt, stille Nacht, heilige Nacht, von wegen, jedes Jahr dasselbe Theater.

Wo legte das Schiff ab, das mich davonfuhr, weit weg, bis der Wahnsinn Anfang Januar sein Ende genommen hatte?

Unter dem Deckmantel von Christi Geburt wurde, seit ich denken konnte, von Advent zu Advent getrunken, und als die Niederkunft Jesu dann feuchtfröhlich zu Ende gefeiert war, kam Gott sei Dank schon Silvester, zwischen den Tagen generell alle supermotiviert am Glas. Kein Monat hatte in der Vergangenheit so verlässlich den Drang in mir ausgelöst, mich zu betrinken, wie der Dezember. Da gab es die pragmatischen Gründe, die Freundinnen und Freunde, die in der Welt verstreut lebten und zum Fest nach Hause kamen, mit denen wir unsere Wiedersehen im Wirtshaus begossen, in der Weinstube, an der Bar. Dann die Weihnachtsfeiern, von der Arbeit, im Sportverein. Die Einkäufe in der Stadt, die ich mit Einkehren verband, um den Stress abzubauen. Die Abende in der Fußballkneipe, weil es wenig Gemütlicheres gab, als sich zu berauschen, während sie auf dem Rasen bei Minustemperaturen Tore schossen. Die Nikolausfeiern der Kita, die ich organisierte und ins Wirtshaus meiner Wahl verlegte, damit wir Erwachsenen auch auf unsere Kosten kamen. Um Ente, Knödel, Blaukraut und die anderen schweren Winterschmankerl zu verdauen, brauchte es natürlich die Säure von Riesling, Sauvignon Blanc, Valpolicella und gerne auch mal den ein oder anderen Obstler, Vitamine in Promilleform.

Draußen war es kalt und dunkel, drinnen warm und hell. Wir versackten und saßen uns fest, zogen nach der Ugly-Christmas-Sweater-Party der Firma noch weiter in die Clubs, und die Kater am nächsten Tag störten nicht, weil das Arbeitsjahr ausklang und jeder Verständnis hatte, wenn in der Weihnachtszeit mal über den Durst getrunken wurde. Da ließ der Chef fünfe gerade sein, da waren wir alle gesellige, fröhliche Trinkerlein. Im Dezember hatte ich meinen Durst immer gut in dem der Masse versteckt. Auch meine Melancholie, die mich dann befiel, verbarg ich, sie war mein zweiter, mein unpragmatischer Grund gewesen, mich im letzten Monat des Jahres stets am Tresen festzuhalten, bis die Bar zusperrte.

Mir widerstrebte die Dynamik, auf Knopfdruck heimelig sein zu müssen, diese bestellte Tannenbaum-Sentimentalität, die häufig vorgetäuschte, inszenierte Harmonie, die künstliche Verknüpfung von einem eigentlich schönen Gefühl mit der Verpflichtung, dafür Geld ausgeben zu müssen, das Durchökonomisieren bis in den letzten Winkel der Kinderträume. Die Weihnachtszeit erschien mir wie eine Projektionsfläche für vieles Schlechte, was ich an meiner Welt nicht mochte. Vielleicht begründete sich meine Antipathie auch ein wenig darin, dass mir die Großfamilie fehlte, die am 24./25./26. Dezember um eine Tafel saß und sich spätestens nach der Vorspeise zerstritt. Ein befreundeter Familienanwalt erzählte mir, dass jedes Jahr im Januar die meisten neuen Mandanten bei ihm in der Kanzlei vorstellig wurden, weil vorhandene Konflikte an Weihnachten nicht selten zu Trennungen eskalierten.

Hätte ich die Wahl, würde ich den Dezember an einem Strand verbringen, in einem Land, das von diesem eigenartigen Ritual namens Weihnachten noch nie etwas gehört hatte, mein Smartphone ins Meer schmeißen, auf dass mich keine WhatsApp-Nachricht erreichte, aus der mich ein dämliches Santa-Claus-Emoji angrinste, und erst wiederkommen, wenn sich der Weihrauch verzogen hatte.

Erstaunlicherweise führten meine Vorbehalte gegenüber der Weihnachtszeit nicht dazu, dass ich mich dieses Jahr vor ihr fürchtete. Ich begegnete der Vorstellung, zum ersten Mal seit meiner Jugend alkoholfrei Weihnachten zu feiern, ohne Panik. Hatte Respekt vor der Herausforderung, aber keine Angst. Das könnten belastende Tage werden, sagte ich mir, in denen es emotionale Momente geben würde, die in mir das Verlangen auslösten, zu trinken, um meine Gedanken auszuschalten. Das erste Weihnachten nach meiner Trennung würde sicher Schuldgefühle gegenüber meiner Tochter hervorrufen, weil sie nur bei einem Elternteil feiern konnte. Aber vielleicht lag es am bestandenen Oktoberfesttest und an den Monaten danach, in denen sich meine Enthaltsamkeit gefestigt hatte, auf jeden Fall fühlte ich mich gerade so selbstsicher, dass mich mein Entschluss, auch im Dezember nüchtern zu bleiben, nicht stresste. Es herrschte Ruhe im Kopf, die Stimme der Versuchung drang nicht zu mir durch.

Im Schumann's keine Weihnachtsdeko, kein Kerzenkitsch, alles wie immer. Wusste schon, warum ich den Laden so schätzte. Die griechischen Chefkellner Alexis und Vasili zogen mich ein wenig auf – »Na, Felix, heute mal einen besonderen Jahrgang stilles Wasser? Mit dir machen wir wieder keinen Umsatz!« –, aber alles im nett gemeinten Frotzelrahmen. Ich lächelte ihre Sprüche weg und bekam einen guten Tisch, von dem ich mein Lieblingslokal überblicken konnte, die vorweihnachtliche Theateraufführung mit Gästen, die hektisch ihre schicken Einkaufstüten hereintrugen, ihre Pelz- und Lodenmäntel aufhängten und dann ein Glas Champagner brauchten, weil, war schon ganz schön anstrengend alles.

Ich trank alkoholfreies Pils. Fand Gefallen an diesem Kompromiss. Anders als mit stillem Wasser sah ich mit dem Bierglas vor mir auf dem Tisch nicht wie ein Alkoholiker aus, der nicht mehr durfte. Hätte mir egal sein können, ob die das hier von mir dachten, aber störte mich dann doch von Zeit zu Zeit. Manchmal war ich eben auch nur ein Mann, der gefallen und Teil der Gruppe sein und vor allem nicht ständig Fragen zu seinem Trinkverhalten beantworten wollte. Schmeckte gar nicht so schlecht, mein Pils. Die Brauereien besserten nach, was die Qualität ihrer alkoholfreien Biere anging, weil das Geschäft mit der Klientel, die Helles, Weißbier und Pils ohne geschmackliche Abstriche und Kater genießen wollte, wuchs. Für die Gewinnmaximierung war jedes Mittel recht, sogar der Verzicht auf Deutschlands populärste Droge.

Adrian sagte mir zum wiederholten Male, dass es ohne mich weniger Spaß machte, und ich erwiderte, dass ich Erwachsene, die andere brauchen, um zu trinken, peinlich fände. Wir lachten, und er bestellte Mark Twains, einen nach dem anderen, auch ihn schien die Weihnachtsstimmung zu mehr Alkoholkonsum zu animieren. Ich hatte meinen letzten Schluck bei der Versöhnung mit Tom getrunken. Zum ersten Mal seit diesem Oktoberfestjoker kostete es mich etwas Mühe, nicht auch einen Mark Twain zu ordern, um mit Adrian anzustoßen. Wäre doch nicht unpassend jetzt, vor den Fenstern die Winterwunderlandschaft, und im Glas Whiskey und Angostura, die mich erheitern und später gut einschlafen lassen würden. Ich verwarf den Gedanken so schnell, wie er gekommen war. Die Erfüllung, die mir mein nüchterner Alltag gerade bereitete, überragte die Verlockung eines Minirausches um Wolkenkratzer. Mir war es kein noch so leckerer Cocktail wert, meine Ruhe und Ausgeglichenheit und am Ende meine Freiheit zu gefährden. Ich merkte, wenn man eine Sucht überwand, die einen lange im Griff gehabt hatte, verzogen sich die Kater, aber die Sorge, dass einen ein Trigger überrumpelte, die blieb. Je länger die Abstinenz andauerte, je sicherer ich mich fühlte, desto bitterer wäre eine Erschütterung gewesen, gerade jetzt, da ich mich in diesem neuen Leben eingerichtet und es mir darin nett gemacht hatte.

Im Dezember blickte man gerne auf das ablaufende Jahr zurück. Meines war alles andere als einfach gewesen, aber so viele Geschenke hätte kein Milliardär kaufen können, um meiner Dankbarkeit für meinen Weg Ausdruck zu verleihen. Ich hatte es geschafft, meinen problematischen Umgang mit Alkohol zu hinterfragen und zu ändern, die Droge aus meinem Leben zu verbannen. Wurde jeden Abend beschert, an dem ich ohne Rausch ins Bett ging, und jeden Tag, den ich unbetäubt erfahren durfte.

Adrian und ich umarmten und verabschiedeten uns vor dem Schumann's. Ich spazierte die Ludwigstraße entlang zurück nach Schwabing, schoss Fotos vom eingeschneiten Siegestor, das aussah wie ein Christo-Kunstwerk. Griff Schnee von einem Stromkasten, steckte ihn in den Mund, der Geschmack des kalten, schmelzenden Wassers begeisterte mich wie als Bub.

Phoebe feierte in einer Trattoria in der Hohenzollernstraße mit Freunden und Aperol Spritz. Sie traf mich vor der Tür, zog mich in einen Hauseingang, weil sie nicht wollte, dass die anderen sahen, wie wir uns küssten, bevor sie mir nach einigen Minuten des Zärtlichkeitsaustausches eine gute Nacht wünschte und wieder hineinging. Ich fühlte mich angenehm missbraucht. Die Unverbindlichkeit war die letzten Jahre anscheinend zu einem wichtigen Kriterium beim Suchen und Finden der Liebe geworden. Wer bei Tinder oder Bumble schon das nächste Date erscrollte, während das aktuelle im Restaurant kurz auf die Toilette ging, tat sich eben schwer mit dem Ankommen. Aber da ich vor allem den enthaltsamen, gesunden Felix schätzte, erst mal richtig bei mir ankommen wollte, tangierte mich dieses seltsame moderne Balzverhalten eher marginal. Ich ließ mich von den Phoebes gerne ausnutzen. Akzeptierte meine Rolle als Mann für besondere Stunden (Minuten). Träumte von meiner Eskimofrau, mit der ich mich eines fernen Tages lieben würde, unsere Smartphones im Flugmodus, ohne an etwas anderes zu denken, etwas anderes zu spüren als uns im Hier und Jetzt. Ich konnte das nicht rational begründen, aber dass sie da draußen auf mich wartete, davon war ich mittlerweile überzeugt.

Am nächsten Abend saß ich mit Adrian und zwei Spanierinnen in einer Bar und trank Red Bull auf Eis, weil mir keine bessere Alternative einfiel, um nicht wieder den Stille-Wasser-Heini zu markieren. Die Heizung aufgedreht, die Fenster beschlagen, alles zu warm und zu aufgeregt, unsere Unterhaltung hektisches Kennenlerngeplapper über lauter Hip-Hop-Musik. Der nichtssagende Samstagabend-Party-Small-Talk strengte mich an. Ich gähnte trotz Red-Bull-Koffein. Die Spanierinnen tranken Bier. Ich redete mir ein, dass es ihnen doch gefallen musste, so einen vernünftigen Gesprächspartner wie mich an ihrer Seite zu haben. Eigentlich langweilte mich schon der Gedanke, zu überlegen, was ihnen gefallen könnte oder nicht, und unser Gespräch langweilte mich noch mehr. Ich wusste, dass diese Konversation unsere letzte sein würde.

Was suchte ich hier? Warum lag ich nicht auf meiner Couch, schaute *Carlito's Way* mit Al Pacino und Sean Penn und aß dabei gesalzene Cashew-Nüsse? Wovor rannte ich weg? Wem musste ich schon wieder etwas beweisen? Wieso war ich mir nicht selbst genug? Aus meinem Vorhaben, keine Einladung auszuschlagen, mich den Herausforderungen und Versuchungen zu stellen, war in den letzten Wochen ein Zwang geworden, die Verpflichtung, ständig überall dabei sein zu müssen, mir und meinen Freunden immer wieder den Nachweis zu erbringen, dass ich bei meinem gesellschaftlichen Leben nüchtern keine Abstriche machte. Aber warum legte ich darauf so großen Wert? Gehörte es nicht zu meiner Freiheit ohne Alkohol, mir die Abende im Beisein anderer auszuwählen und sie im Zweifel auszulassen? Beinhaltete meine neue Unabhängigkeit nicht auch die Option der Isolation in meinem Schneckenhäuschen, wenn mir danach war? Warum war dieses »einen Samstagabend mit sich selbst verbringen« für mich noch immer negativ besetzt? Wenn ich diesen Dezember mit seinen omnipräsenten Trinkanreizen ignorieren, mich zu Hause mit meinen Filmen und Büchern einigeln, die Traurigkeit über das Scheitern meiner Ehe und das Auseinanderbrechen meiner Familie, die mich jetzt in der Weihnachtszeit einholte, in Ruhe verarbeiten wollte, dann bedeutete das doch kein soziales Scheitern aufgrund mangelnden Alkoholkonsums, im Gegenteil, dann war das genau das, was mir nach diesem Jahr guttat.

Und so wurde aus diesem Samstagabend ein wichtiger Baustein meiner persönlichen Weiterentwicklung. Ich war Adrian und den zwei Spanierinnen im Nachhinein für diese Zeit in der Bar sehr dankbar. Ich verstand, dass ich nichts verpasste, wenn ich mein Leben mit Felix Hutt verbrachte. Als ich auf dem Heimweg an den Fenstern der Restaurants und Bars vorbeiging, hinter denen gegessen, getrunken, gelacht und gefeiert wurde, beschloss ich, Weihnachten vor allem bei mir zu sein und dies als Bereicherung anzuerkennen. Was ich auf dem Spaziergang durch mein kaltes, dunkles Schwabing noch nicht ahnte, war, dass diese Erkenntnis weit über diesen Dezember hinaus zu den wichtigsten gehörte, die ich aus meinem Selbstversuchsjahr mitnahm. Mit sich sein zu wollen, nicht zu müssen, Zeit mit sich selbst nicht nur auszuhalten, sondern zu genießen, das war ein Geschenk, wertvoller als alles, was ich zu den vierundvierzig Weihnachten zuvor bekommen hatte.

An Nikolausmorgen flog ich sehr früh nach Amsterdam für eine Recherche. Vor der Rückreise am Abend saß ich am Gate und schaute den Gästen in der Bar gegenüber zu, wie sie ihren Tag mit Weißwein und Heineken ausklingen ließen. Die Versuchung mitzutrinken, hatte sich in die Lust am Abgrenzen gewandelt. Das Beobachten meiner alten Trinkrituale bei anderen weckte in mir nicht mehr den Drang, mit ihnen anzustoßen, es bestärkte mich eher in meinem Verlangen, nie wieder bei ihnen sitzen zu müssen. Ich empfand es als Privileg, mit meinem Wasser und meinem Buch auf der Bank zu warten, hatte Mitleid mit denen am Tresen, die versuchten, ihren Stress mit Alkohol abzubauen, und sich damit nur neuen schufen. Ich beschönigte nichts mehr an ihrem Verhalten, betrachtete sie als Abhängige, wie die Raucher, die sich am Flughafen in ihren Camel-Kabinen gegenseitig vollqualmten. Weder die, die sich am Glas, noch die, die sich an ihrer Zigarette festhielten, machten einen fröhlichen Eindruck, lachten dabei.

Der Rückflug hatte Verspätung, und ich las fast hundert Seiten im Buch *Echtzeitalter* des Wiener Schriftstellers Tonio Schachinger, während ich wartete. Früher hätte ich nach einem Tag voller Termine und Gespräche auf meinem Smartphone eine Spotify-Playlist laufen lassen und mich durch soziale Medien geklickt, belanglosen Content konsumiert, Facebook-Fast-Food, billige Ablenkung. Jetzt konnte ich mich auf das Buch konzentrieren, obwohl ich müde war, und mir wurde bewusst, dass ich, ähnlich wie mit den physischen Vorteilen, die sich aus meiner Abstinenz ergaben, in Zukunft auch meine geistigen Kapazitäten ausschöpfen wollte. Ich hatte mir während meiner Trinkerjahre mit meinen Räuschen die Kommunikation meiner Nervenzellen im Gehirn erschwert, mich ein wenig intellektuell amputiert, und mir stand jetzt nicht nur ein ausdauernderer und fitterer Körper zur Verfügung, sondern auch ein aufnahmefähigerer und belastbarerer Verstand. Ich klappte das Buch zu und rekonstruierte, was ich gerade gelesen hatte, teilweise sagte ich mir die Sätze im Wortlaut vor. Alles da, nichts verloren.

11. Dezember 2023: Wieder am Flughafen, wieder auf Recherche, diesmal geht es nach Osnabrück. Ich höre ein Interview mit Bradley Cooper, der gerade Promotion für seinen Film »Maestro« über Leonard Bernstein macht und erzählt, dass er seit zwanzig Jahren nicht mehr trinkt, er ohne diese Erfahrung nicht in der Lage gewesen wäre, »A Star is born« zu drehen, in dem er sehr authentisch einen Alkoholiker spielt. Ich höre noch ein Interview, mit Frederik Lau, dem deutschen Schauspieler, auch er ist raus aus dem Trinkergame. Beschreibt, dass es ihm ohne Alkohol jetzt besser geht und er sich produktiver fühlt. Seine Unfähigkeit, aufhören zu können, wenn

er mal mit dem ersten Schluck beginnt. Ging mir genauso, traue ich mir bis heute nicht zu. Tut gut, zu wissen, dass es auch beliebte und erfolgreiche Prominente bleiben lassen müssen, dir kein großer Name und kein dickes Bankkonto hilft, wenn die Krake Alkohol dich in ihre Fänge kriegt. Am Abend zum Griechen, am Nebentisch eine große Frauengruppe. Weibliche Weihnachtsfeier. Wie wir Männer finden sie auch immer ihre geselligen Anlässe zum Prosten. Im Weinkühler schunkeln die vollen mit den leeren Flaschen im Eiswasser. Ab und zu schaut eine der Frauen zu mir herüber. Sitze im Partydezember mitten im Lokal alleine am Tisch mit einer Flasche Wasser. Verstehe schon, dass das bei Außenstehenden Mitleid hervorrufen kann, erst recht, wenn sie angeschickert sind und an einem der seltenen Abende ohne Gatten und Kinder ihr Flirtpotenzial testen wollen, aber mir geht es gut, danke, und nein, mag keinen Ouzo, auch nicht aufs Haus.

So langsam näherte sich das Ende meines Selbstversuchjahres, und meine Freunde belagerten mich regelrecht mit ihrer Neugier, sie wollten wissen, wie es danach weiterging. Egal, wen ich traf, die erste Frage lautete immer, ob ich bald wieder trinken würde. Ich hatte sie für mich beantwortet, aber ließ mich von der Endgültigkeit meiner Antwort dann doch ab und zu verunsichern. Wollte ich wirklich nie wieder Alkohol trinken? Würde ich das durchhalten? Oder wäre es für eine langfristige Abstinenz sinnvoller, sich immer wieder Inseln mit Ausnahmen zu schaffen, um den Druck etwas rauszunehmen?

Auf der anderen Seite, wie lange würde es bei Ausnahmen bleiben? Ich dachte oft an die letzte Szene aus dem Film *Donnie Brasco,* in dem Johnny Depp einen Polizisten spielt, der eine New Yorker Mafiagruppe infiltriert, Beweise sammelt und gegen sie aussagt, am Ende ins Zeugenschutzprogramm muss und morgens traurig in Bademantel und Schlappen die Zeitung vor seinem Reihenhaus holt. Er hatte alles richtig gemacht, Informationen beschafft und die Bösen verpfiffen, wenn man Richtigmachen nach bürgerlichen, moralischen Standards bewertete, aber wie deprimierend mutete seine Belohnung an, sein neues Spießerleben in der Vorstadt? Was war mit Rock 'n' Roll und Rebellion, mit Ausbrechen wie Lemmy Kilmister und Charles Bukowski, mit den Grenzverschiebungen, die ein Rausch ermöglichte, mit einem bereinigenden Absturz, nach dem man neu aufbauen konnte? Mochte ich darauf für immer verzichten, oder lag in dem »für immer« bereits der Fehler? Doch was sollte ich alternativ als Ziel angeben, wenn ich so offensichtlich merkte, dass mir ein Leben ohne Alkohol besser bekam? Noch ein Jahr ohne? Manchmal hatte ich Sehnsucht danach, das Ende meines Selbstversuchs Anfang Februar mit einer exzessiven Party zu zelebrieren, meiner Reife und Vernunft eine Auszeit zu verpassen, die Jungs von der letzten Geburtstagsfeier wieder zu versammeln und der Abstinenz den Mittelfinger meiner rechten Hand entgegenzustrecken, während die linke einen Whiskey Sour hielt, um mir zu beweisen, dass der Punk in mir nicht gestorben war. Aber wenn ich mich dann wieder beruhigt hatte, erinnerte ich mich daran, dass ich noch nie ein Punk gewesen bin.

Am 24. Dezember wachte ich alleine auf, trank Espresso und wusch meine Wäsche. Ich absolvierte eine intensive

Einheit im Clever-Fit-Fitnessstudio und hörte dabei Gzuz. Anschließend traf ich wie jedes Jahr meine Freunde im Bratwurst Glöckl am Dom. Sie tranken Augustiner vom Fass aus Gläsern mit Goldrand und ich alkoholfreies Weißbier. Ich besuchte die Kinderchristmette mit meiner Tochter, die danach Heiligabend ohne mich verbringen musste.

Ich fuhr zu meiner Mutter. Sie lebte noch in der Wohnung, in der ich aufgewachsen war. Hier hatten wir Weihnachten gefeiert, ohne Vater, und meiner Tochter war nun das gleiche Schicksal beschieden. Wir aßen kalten Fisch und Salat. Ich hielt es nicht lange aus, zu viele Erinnerungen, die mich übermannten. Ich ließ sie zurück, um mit mir zu sein. Meine Mutter, meine Tochter, Heiligabend und die Einsamkeit. Ich fühlte mich verantwortlich, aber hatte keine Lösung, war einfach nur leer. Bedankte mich und weinte auf der Fahrt nach Hause. Schaute auf dem Sofa American Football und löffelte Kokoseis. Hörte nicht auf, bis die Packung leer war, nicht anders wäre es mir an diesem Abend mit Alkohol ergangen. Überwältigt von meinen Gefühlen, unfähig, sie unbetäubt zu ertragen, hätte ich die Gläser geleert, bis ich meinen Schmerz nicht mehr gespürt hätte. Mein Team, die Miami Dolphins, gewannen gegen die Dallas Cowboys. Ein spannendes Spiel, das erst in den letzten Sekunden mit einem Field Goal entschieden wurde. Ich redete mir ein, nichts zu vermissen. Wie frei sich dieser Abend doch anfühlte. Wie unabhängig ich mich von den weihnachtlichen Konventionen gemacht hatte. Nun ja. Dann blies ich die Kerzen vom Adventskranz aus und ging schlafen.

Kapitel 14

Bei den Anonymen Alkoholikern

2. Februar 2024: Der letzte Tag meines Selbstversuchs. Mein Jahr ohne Alkohol ist zu Ende, das große Ziel plötzlich verschwunden. Wie soll es nun weitergehen, ohne Plan, ohne Promille? Quo vadis, Felix Hutt? Gestern Abend meinen 45. Geburtstag mit alkoholfreiem Pils und D. im Schumann's gefeiert. Ein schöneres Geschenk als ihre Gesellschaft hätte ich mir nicht vorstellen können. Macht ihr auch nichts aus, dass ich nicht trinke. Heute ist D. weg, es regnet, und ich bin alleine. Wie begehe ich jetzt diesen Geburtstag, den ersten meines zweiten Lebens? Wie besiege ich die zukünftigen Endgegner, konsolidiere ich meine Abstinenz, bringe ich die Stimme der Versuchung zum Verstummen? Woran orientiere ich mich nun, wer kann mir helfen?

Sie sagten, da ich zum ersten Mal dabei sei, solle ich mich und meine Geschichte gleich zu Beginn vorstellen. Niemand werde mich unterbrechen, alles bleibe hier in diesem Raum. Ich brauche nur das zu erzählen, womit ich mich wohlfühlte. Die einzige Voraussetzung für meine Zugehörigkeit in der Runde sei mein Verlangen, mit dem

Trinken aufzuhören. Dann lasen sie mir den ersten der zwölf Schritte aus der Präambel der Anonymen Alkoholiker vor: »Wir geben zu, dass wir dem Alkohol gegenüber machtlos sind – und unser Leben nicht mehr meistern können.«[34] Auf dem Tisch flackerte die Flamme der Kerze mit dem AA-Logo. »Sind die Anonymen Alkoholiker etwas für mich?«, stand auf der Broschüre für Newcomer, die sie mir gereicht hatten und die jetzt vor mir lag. Unter der Frage die Zeichnung einer sich öffnenden Tür. Ich war mir in diesem Moment nicht sicher, ob ich durch die Tür gehen und Teil dieser Gemeinschaft werden wollte, oder ob ich an diesem Meeting teilnahm, um mir indirekt die Bestätigung zu holen, mich von den Härtefällen abgrenzen zu dürfen. Aber ich zweifelte nicht, dass niemand meine Orientierungslosigkeit und Leere so gut nachvollziehen konnte wie die Frauen und Männer hier. Ich wusste auch nicht, wohin ich an diesem besonderen Tag sonst hätte gehen, an wen ich mich hätte wenden sollen. »Hey, feierst du mein Einjähriges mit mir und einem Glas Volvic und erklärst mir, wie ich abstinent bleibe?« Mit diesem Wunsch hätte ich einige meiner Freunde verärgert, andere amüsiert, erfüllen konnte ihn mir keiner.

Ich begann zu reden, leise und langsam, schaffte es nicht, in ihre Gesichter zu schauen, blickte an ihnen vorbei, verlor mich in der Bücherwand im Hintergrund.

> *»Ich heiße Felix, und ich glaube, man sagt ja immer zu Beginn eines Meetings, ›Ich bin ein Alkoholiker‹, und ich kann euch nur ganz offen gestehen, dass ich nicht weiß, ob ich einer bin. Ich hatte mir vorgenommen,*

ein Jahr nichts zu trinken. Das habe ich aus eigener Kraft ganz gut hinbekommen, weshalb ich hoffe, dass ich nicht abhängig bin, oder zumindest nicht so schlimm, dass es nicht zu kontrollieren wäre. Doch das Jahr ist heute abgelaufen. Mein Experiment ist jetzt beendet, und ich habe Sorge, dass ich wieder reinrutschen und anfangen könnte zu trinken. Mir ist im Laufe des Jahres bewusst geworden, dass ich fundamentale Probleme mit dem Alkohol habe. Zu meinen Trinkgewohnheiten muss man sagen, ich bin wohl ein Quartalstrinker. Wenn ich loslege, dann immer ohne Bremse, nicht aus Genuss, sondern um mich zu betäuben. Ich trinke wegen der Wirkung, des Effekts der Droge, kenne keine Stopptaste und leide am nächsten Tag entsprechend. Das will ich nicht mehr. Ich habe eine kleine Tochter. Mein Alltag läuft viel besser ohne Wein, Bier, Schnaps und Kater. Die Vorteile vom Leben ohne Alkohol brauche ich euch nicht zu erläutern. Sie sind herausragend. Ich bin hier, weil ihr mir vielleicht erklären könnt, wie ich meinen Weg weitergehen und langfristig abstinent bleiben kann.«

Die anderen Teilnehmerinnen und Teilnehmer nickten verständnisvoll. Um ihre Identitäten zu schützen, habe ich Angaben zu Personen, Ablauf, Zeit und Ort des Meetings weggelassen oder so verändert, dass niemand erkennbar ist. »Danke fürs Teilen, Felix«, sagte die Frau, die das Treffen leitete.

Ein älterer Mann, nennen wir ihn Egon, ergriff das Wort. Egon war während meiner Ausführung nervös auf seinem Stuhl hin und her gerutscht, hatte sich offensichtlich beherrschen müssen, die AA-Etikette zu wahren, nach der man Vorträge nicht unterbricht. Was nun folgte, war weniger eine Ansprache an die Gruppe als ein minutenlanger Appell an mich, ein emotionaler Monolog zwischen Ratgeben und Maßregelung. Ich kam mir vor wie damals im Gymnasium, als der Deutschlehrer vor der Klasse einen meiner Aufsätze auseinandernahm und mir Themaverfehlung vorwarf.

»Mein Name ist Egon, und ich bin Alkoholiker«, sagte er und sah mir in die Augen, mit einer Mischung aus Mitleid und Zorn. Er habe sich das auch sehr lange nicht zuzugeben getraut, es sich nicht eingestehen wollen. Dabei habe er gewusst, dass er alkoholabhängig war. Wenn er nichts trinke, sei alles fein. Trinke er jedoch den ersten Schluck, schmecke es ihm schon zu gut, beim zweiten schmecke es ihm nicht mehr, aber er könne trotzdem nicht aufhören. Er sei wie ich sehr lange einfach zu feige gewesen, seine Sucht klar zu benennen, habe sie lieber verdrängt. Das Wort Alkoholiker habe ihm Angst gemacht. Er habe sich davon stigmatisiert gefühlt. Er sei in einer großen Familie auf dem Land aufgewachsen, mehrere Generationen hätten unter einem Dach gelebt. Getrunken hätten alle im Dorf, aber die, die die Kontrolle verloren hatten, denen sei nicht geholfen worden, im Gegenteil, die wären ausgegrenzt und verachtet worden.

»Untermenschen«, sagte Egon. »Alkoholiker waren für meine Familie die Untermenschen. Und Untermenschen sind wir für die Gesellschaft bis heute.«

Er machte eine kurze Pause, ließ seine Worte nachwirken. Die anderen Teilnehmerinnen und Teilnehmer nickten wieder, diesmal betroffen und ernst. Alkoholabhängigkeit sei keine Krankheit, mit der man prahle, sondern die man verschweige, dozierte Egon weiter. Er rate niemandem, sich außerhalb der Treffen der Anonymen Alkoholiker zu outen, vor allem nicht im Arbeitsumfeld, damit schade man sich nur selbst. Man könne nichts dafür, wenn man an Alkoholismus erkranke, aber man mache sich schuldig, wenn man nichts dagegen unternehme und weitersaufe. Von meinem Selbstversuch, ein Jahr nichts zu trinken, halte er nichts. Tag für Tag und Nacht für Nacht neu zu bewerten und nüchtern zu bewältigen, darin liege der Schlüssel zur nachhaltigen Abstinenz. Der Alkohol sei geduldig und warte auf einen, egal, wie lange man ihn ignorierte, diese Herausforderung der ewig präsenten Versuchung könne man doch nicht mit einem Ziel wie »mal ein Jahr nichts trinken« meistern.

»Felix, wenn du noch nicht sagen kannst, dass du ein Alkoholiker bist, ist das in Ordnung«, belehrte mich Egon zum Schluss, aber ganz wichtig sei, jeden Tag aufs Neue zu beschließen, dass ich vom Alkohol wegkommen wolle.

»Danke, Egon«, sagte die Leiterin und begann mit ihrer eigenen Geschichte. Es war nicht vorgesehen, dass ich auf Egons Vortrag einging, wir uns austauschten oder diskutierten. Dabei hätte ich ihm durchaus sagen wollen, dass ich die Tag-für-Tag-Theorie für etwas unterkomplex hielt, weil sie mir wie eine Binsenweisheit erschien, es mir im vergangenen Jahr durchaus geholfen hatte, neben dem Plan, jeden Tag ohne Alkohol zu bewältigen, auch ein übergeordnetes, lang angelegtes Ziel zu verfolgen und mich immer wieder daran zu erinnern. Vor allem dann, wenn es an einem Tag mal richtig schlecht gelaufen war. Ich hätte ihm und den anderen auch gerne erzählt, dass mir erst meine

Ausnahmen im Sommer der letzten Male zu dem Bewusstsein verholfen hatten, abstinent leben zu wollen. Meine Rückfälle entpuppten sich im Nachhinein nicht als Katastrophe oder Verrat an der Enthaltsamkeit, sie dienten mir als wichtige Grundfesten meiner Entwicklung zu einem verantwortungsvolleren, reiferen Mann. Nach einem Brand war etwas Neues gewachsen, das es ohne das Feuer nicht gegeben hätte. Und ich hätte gerne erwähnt, dass es in Deutschland, in Österreich, in der Schweiz eine trinkende Mittelschicht gab, die in Bezug auf ihren Alkoholkonsum vielleicht nicht mehr alles im Griff, aber auch noch nicht komplett die Kontrolle verloren hatte und die man mit der Verpflichtung zum »Ich bin ein Alkoholiker«-Bekenntnis und zur Radikalabstinenz nicht erreichte. Viele Menschen mit einem Alkoholproblem erfüllten nicht die ICD-10-Kriterien, die eine Abhängigkeit wissenschaftlich-medizinisch definierten, aber benötigten trotzdem Rat und Hilfe. Der Übergang zwischen leichten und schweren Fällen war gleitend, das schien mir die Entweder-oder-Haltung der Anonymen Alkoholiker nicht zu berücksichtigen. Das Leben ließ sich nicht in Schwarz und Weiß unterteilen, bestand aus endlosen Schattierungen, warum sollte das beim Alkoholismus anders sein?

Es entsprach nicht dem modernen Verständnis von Suchttherapie, Patienten oder abhängigkeitsgefährdete Personen davon zu überzeugen, dass sie sagten: »Ich bin ein Alkoholiker!« Mit diesem Label verbanden sich viele Stereotype, die bei Alkoholikerinnen und Alkoholikern sehr negativ besetzt waren und abschreckend wirkten. Man wollte die Betroffenen nicht dazu zwingen, sich in eine Schublade zu stecken, sondern sie anleiten, sich selbst zu hinterfragen: Bin ich noch Frau oder Herr im eigenen Hause? Ist eine Sache, in diesem Fall der Alkohol, überwertig für mich geworden? Schade ich mir mit meinem Trinkverhalten und sollte es deswegen ändern? Hat der Alkohol negative Auswirkungen auf mein Leben? Auf meinen Beruf, meine Beziehung, mein Verhältnis zu Kindern, Finanzen, Sex? Und wenn ich versuche, weniger oder nicht zu trinken, spukt mir der Alkohol immer noch im Kopf herum?

Das strenge »Ich bin ein Alkoholiker« barg außerdem die Gefahr, dass man sich zu leicht von der Sucht distanzierte, denn Alkis waren dann doch immer die verlorenen Seelen am Hauptbahnhof, die sich besinnungslos soffen. Ersetzte man den Satz aber mit »Ich habe ein Problem im Umgang mit Alkohol«, erreichte man auch die vielen Alltagsalkoholiker, die sich dann nicht mehr herausreden oder auf andere verweisen konnten. Diese Erfahrung hatte ich ja selbst gemacht. Solange ich über die Definition meines Zustands debattiert hatte, es immer wieder um eine Antwort auf die Frage »Bin ich jetzt ein Alki oder nicht?« gegangen war, hatte ich meine eigentlichen Probleme nicht konfrontiert. Erst als ich im Laufe meines Selbstversuchs akzeptiert hatte, dass es keine Rolle spielte, wie ich das Problem mit meinem Alkoholkonsum nannte, nur dass ich eine Lösung dafür finden musste, gelang mir ein Umdenken und öffnete sich eine Tür, hinter der sich ein neuer Alltag ohne Alkohol verbarg, dessen Regeln sich für mich aber toleranter und realistischer anfühlten als die Vorgaben der Anonymen Alkoholiker. »Rückfälle« hießen für mich mittlerweile »Ausnahmen«, und ich wollte mich dafür nicht kreuzigen, nur aus ihnen lernen. Sollte ich auf der nächsten Hochzeit Lust verspüren, ein paar Gläser Champagner zu trinken, dann würde ich mich hinterher weder anklagen, noch hätte ich Angst, dass meine grundsätzliche Haltung zum Alkoholkonsum ins Wanken geriete. Ich wäre einen Tag verkatert und würde danach meinen Weg fortsetzen. Ich war mir sicher, dass ich keine Promilleräusche mehr in meinem Alltag wollte, ich abstinent ein gesünderes und glücklicheres Leben führen würde, und diese Überzeugung würde sich durch keine Ausnahme erschüttern lassen.

Wahrscheinlich war meine Hoffnung auf eine Diskussion bei diesem Meeting anmaßend und deplatziert. Im Zimmer saßen Menschen, von denen einige mit hoher Wahrscheinlichkeit nicht mehr leben würden, hätten sie weitergetrunken, die keine andere Wahl hatten, als es ganz bleiben zu lassen, die schon viel zu oft Typen wie mich hatten reden hören, die glaubten, man könne der Abhängigkeit auf moderate Weise entkommen, bevor die Sauferei sie dann doch in den Abgrund riss. Während ich zuhörte, wie die Rednerinnen und Redner berichteten, welche gesundheitlichen Schäden der Alkohol bei ihnen angerichtet, wie sie ihn mit harten Drogen kombiniert und sie nur der Entzug und monatelange Therapie vor dem Tod bewahrt hatte, wie sie bereits viele Freundinnen und Freunde an die Sucht verloren hatten, fühlte ich mich erleichtert, auch wenn das aufgrund der Ernsthaftigkeit ihrer Schicksale paradox erscheinen mochte. Ich war dankbar, dass die Anonymen Alkoholiker seit fast einem Jahrhundert weltweit kostenfreie, unbürokratische Selbsthilfe anboten, jeden Tag Hunderte Meetings wie dieses organisierten, die man ohne Anmeldung besuchen durfte, egal, ob man ein Suchender wie ich oder schwerstabhängig war. Aber je krasser ihre Geschichten, desto überzeugter war ich, dass es mir gut ging.

Ich beschloss, noch ein Jahr keinen Alkohol zu konsumieren. Meine Enthaltsamkeit wie den Vertrag eines Bundesligatrainers nach einer erfolgreichen Saison um eine Spielzeit zu verlängern. Ich wollte nicht Tag für Tag und Nacht für Nacht eine neue Entscheidung gegen das Trinken treffen, wie Egon das angemahnt hatte, und legte mich jetzt einmal für die nächsten dreihundertfünfundsechzig Tage und Nächte fest. In diesem Jahr bliebe mir hoffentlich ein Sommer der letzten Male erspart, aber wenn nicht, dann würde ich ihn mir verzeihen und versuchen, auch diese Erfahrung konstruktiv zu nutzen.

Ich fühlte mich wohl beim Gedanken an ein weiteres Jahr ohne Alkohol. Wenn meine Freunde fragten, ob ich nie wieder trinken möchte, antwortete ich, dass das momentan mein Wunsch sei, ich mich aber von der Endgültigkeit dieses Verlangens nicht unter Druck setzen lasse, weil Druck bei mir in der Vergangenheit häufig massiven Durst ausgelöst, das Gegenteil von dem bewirkt hatte, was ich erreichen wollte. Für immer abstinent, lebenslang ohne Alkohol, das waren Phrasen, die man dahinsagte, wie, in zwanzig Jahren will ich in einem Haus am Meer leben. Das war mir zu abstrakt und zu unabsehbar. Mein Plan war es, den Berg Schritt für Schritt zu besteigen, den Gipfel im Blick, aber ohne Eile. Ich benötigte kein Oberziel für die Einsicht, dass ich nie wieder in alte Fahrwasser abdriften sollte. Dafür waren die Vorteile meines neuen Lebens zu offensichtlich.

Die Wortbeiträge beim Treffen der Anonymen Alkoholiker machten mich traurig, zogen mich runter. Ich hielt die

Ambivalenz meiner Gefühle nicht mehr aus. Auf der einen Seite die Geschichten der vom Alkohol Gefangenen, auf der anderen meine Euphorie über meinen neuen Plan, meine neue Aufgabe. Gefunden zu haben, was ich gesucht hatte.

Ich steckte einen Zehn-Euro-Schein in die Spendenbüchse auf dem Tisch, entschuldigte mich und verließ das Treffen, bevor die Leiterin es beendete. Die Anwesenden waren überrascht, aber nicht verärgert. Boten mir an, nächste Woche wiederzukommen. Ich dankte und stellte mich draußen vor der Tür in den kalten Regen, atmete einfach nur durch, minutenlang.

Zu Hause schlug ich die Broschüre auf, die sie mir mitgegeben hatten. Die Einführung in die Welt der Anonymen Alkoholiker begann mit »Antworten auf oft gestellte Fragen«:

*»Bin ich ein*e Alkoholiker*in?«*

»Diese Frage können nur Sie sich selbst beantworten.«

Kapitel 15

Epilog mit Leander Haußmann

Als ich nach dem Ende meines Selbstversuchs aufhörte, Tagebuch zu führen, ich nicht mehr Held und Chronist meiner eigenen Geschichte sein musste und mich die Stimme der Versuchung endlich in Ruhe ließ, weil das Nichttrinken selbstverständlicher Teil meines Lebens geworden war, da fragte ich mich oft, wie es wohl dem Mann ging, der mich durch sein öffentliches Bekenntnis, mit dem exzessiven Trinken aufhören zu wollen, inspiriert hatte, meinen Alkoholkonsum zu überdenken und einen neuen Weg einzuschlagen, wofür ich ihm für immer dankbar sein würde.

Ich bat einen Freund, der mit Leander Haußmann gearbeitet hatte, um die Telefonnummer des Regisseurs und rief Haußmann wenige Tage nach meinem Besuch bei den Anonymen Alkoholikern an. Ich sagte ihm, dass es mir ein Anliegen wäre, ihn zu treffen, um über unsere Erfahrungen des vergangenen Jahres zu sprechen, über eingehaltene und gescheiterte Vorsätze, über Ursachen, Parallelen und Unterschiede unseres Trinkverhaltens, über Herausforderungen eines Lebens mit keinem oder wenig Alkohol, über Dinge, die uns ohne den Rausch fehlten, Erkenntnisse, die wir mit ihm nie gewonnen hätten. Mir schwebte ein angeregter, vielleicht auch kontroverser Austausch vor, aber ich machte mir keine großen Hoffnungen auf eine Zusage, rechnete damit, dass der Regisseur mich an einen Medienberater oder eine Presseagentur verweisen würde, wo ich bitte eine schriftliche Anfrage einreichen solle, am besten gleich mit einem Fragenkatalog, wie das eben meist so lief, wenn man um ein Interview mit deutschen Prominenten bat, doch Haußmann sagte: »Na klar, kommen Sie vorbei.«

Ein paar Tage später saßen wir im Wohnzimmer seiner Lebensgefährtin im Prenzlauer Berg in Berlin. Sie stellte Tee, Kaffee und Kekse auf den Couchtisch und ließ uns dann allein. An der Wand hing ein Gemälde, das Wolfgang Amadeus Mozart am Klavier zeigte. Auf dem Fenstersims stand ein erleuchteter Globus. Es war ein kalter Abend Mitte März, draußen pfiff der Wind über den Helmholtzplatz. Wenn das letzte Jahr Leander Haußmann verändert hatte, dann nicht äußerlich. Er sah aus wie auf den Fotos, die ich von ihm kannte: etwas wirre graue Haare, dünner Oberlippenbart, verschmitzter Gesichtsausdruck, der seinen Ausführungen, waren sie nun lustig oder ernst, etwas Schelmenhaftes verlieh.

»Was ist übrig geblieben von Ihren Vorsätzen?«, fragte ich zu Beginn des Gesprächs.

»Eine ganze Menge«, sagte Haußmann. »Ich mache jetzt Kraftsport, habe eine Goldkarte im Fitnessstudio, bin erstaunt, wie schnell meine Muskeln wachsen, fühle mich wohl unter den konzentriert trainierenden Leuten. Früher empfand ich Sport als uncool, heute freue ich mich über meine Fortschritte. Ich habe abgenommen, meine Haut ist besser geworden. Ich bin geduldiger mit den Menschen, gehe nicht mehr so schnell an die Decke, werde nicht mehr so oft müde. Ich fühle mich von etwas Fremdbestimmtem befreit.«

Haußmann lehnte sich auf dem Sofa zurück, verschränkte die Hände hinter seinem Kopf, schaute abwechselnd an die Decke und zu mir. Dann fing er von vorne an, erzählte von seinem Aufwachsen in der DDR, von seiner Jugendweihe, bei der er mit vierzehn Jahren seine ersten Schnäpse getrunken hatte, seinem Vater, dem Schauspieler Ezard Haußmann, der abhängig von Schmerzmitteln gewesen war. Leander Haußmann machte eine Druckerlehre und absolvierte seinen Wehrdienst bei der Marine der Nationalen Volksarmee. Undenkbar sei es gewesen, während seiner Ausbildung oder seiner Zeit beim Militär nicht mitzutrinken, sagte Haußmann. Auch später, auf der Schauspielschule und beim Theater, da sei der Alkohol ständig und überall präsent gewesen. Er habe ihm nicht entkommen können und dies auch gar nicht erst versucht.

Leander Haußmann war knapp zwanzig Jahre älter als ich, aber unsere Biografien einte, dass es auch für ihn als Heranwachsenden keine Alternative gegeben hatte. Wer ein Mann sein wollte, der bewies sich besser am Glas, das galt in DDR und BRD gleichermaßen.

Vor einigen Jahren musste Haußmann in eine Klinik, Verdacht auf Burn-out, aber der Arzt teilte ihm mit, dass die Ursache seines Ausgebranntseins auch in einer Alkoholsucht liege. Damals war er noch nicht bereit, sich das einzugestehen. »Ich bin einmal mit meinem Sohn zu einem Bob-Dylan-Konzert und habe den ganzen Tag davor getrunken. Ich war so richtig sentimental besoffen, weil Dylans Musik in mir immer die Gefühle des Mauerfalls hervorholt. Mein Sohn hat mich danach nach Hause gefahren. Er hat nichts gesagt, brauchte er auch nicht. Ich habe meinen Kindern dann später mitgeteilt, dass ihr Vater eine Karriere beende, seine Alkoholkarriere, was in der Familie sehr begrüßt wurde.«

Haußmanns Smartphone vibrierte. Sven Regener, der Schriftsteller und Sänger von Element of Crime, wollte wissen, ob sie am nächsten Tag zusammen zu einer Veranstaltung gingen. Haußmann erklärte seinem Freund, dass er gerade ein Interview gebe, in dem es um Alkohol ginge. Regener lachte. Sie waren sich sofort einig, dass ihre soziale Schüchternheit sie früher dazu gebracht hatte, sich zu betrinken, weil sie sich ohne Rausch auf Partys nicht so gut mit anderen Leuten unterhalten konnten. Regener genoss auch nur noch Bier ohne Umdrehungen.

Haußmann legte auf, schenkte sich ein alkoholfreies Hefeweizen ein und erzählte dann, dass er aus einer Zeit stamme, in der Trinken mit Ekstase zu tun gehabt hatte, aber wenn die irgendwann wegfalle, dann bleibe einfach nur noch stumpfe Sauferei übrig. Das wolle er so nicht mehr. Er kippe sich immer noch ab und zu einen hinter die Binde, aber das Normalisieren von Alkohol im Alltag habe er abgelegt. Früher habe er zu jedem Gericht Wein bestellt. Wenn jetzt um 13 Uhr die Sehnsucht nach einem ersten Glas Weißwein auftauche, gebe er der nicht mehr nach. Ihm helfe der Gedanke, dass er nicht immer abstinent leben müsse, diese Vorstellung würde ihn völlig deprimieren. Sie habe etwas sehr Dogmatisches. Auf den Alkohol zu verzichten, mache ihm nur Spaß, weil es eben nicht endgültig sei.

»Mein Ziel ist es nicht, nie wieder zu trinken. Ich will lieber nur noch zu schönen Anlässen trinken«, hatte Haußmann im Gespräch mit dem Redakteur des *ZEIT*-Magazins gesagt. Ich hatte den Eindruck, dass Haußmann mir an diesem Abend vermitteln wollte, er habe sein Ziel erreicht und sein Trinkverhalten nachhaltig geändert. Überprüfen konnte und wollte ich das natürlich nicht. Seine Aussage über die schönen Trinkanlässe war mir beim Lesen des Interviews Ende Januar 2023 so naheliegend vorgekommen, dass ich Haußmanns Vorsatz sofort zu meinem gemacht hatte. Was für ein toller Kompromiss, hatte ich gedacht, so könnte ich meinem Exit die Endgültigkeit nehmen, mir ein Hintertürchen offen lassen. Aufhören, ohne ganz aufhören zu müssen. Welch großartige Vision, hatte ich Haußmann damals ohne jegliche Abstinenzerfahrung zugejubelt. Heute wusste ich, dass seine Idee für mich nicht funktionierte. Mir war es nicht gelungen, Räusche zu genießen und als singuläre Events stehen zu lassen. Aus einer waren bei mir mehrere Ausnahmen geworden, die schließlich zum Rückfallsommer geführt hatten. Für das kontrollierte Trinken fehlte mir die Kontrolle. Die Akzeptanz dieser Erkenntnis fühlte sich für mich sehr befreiend an. Aber unabhängig davon, ob ich Haußmanns Konzept noch für sinnvoll hielt oder nicht – ich wollte es nicht mehr praktizieren. Anlassbezogenes Trinken erschien mir mit der Erfahrung der letzten Monate nicht mehr wie ein toller, sondern wie ein feiger Kompromiss. Wie ein »Ich liebe dich« mit Joker, der die Affäre schon mal prophylaktisch vor der Monogamie rechtfertigte, weil der Mut fehlte, sich bedingungslos und ohne Notausgang auf eine Beziehung einzulassen.

Ich fand es viel zu mühsam, mir Tage vor einem potenziellen Anlass zu überlegen, ob, wie viel und welches alkoholische Getränk ich trinken wollte. Mir war die Fähigkeit abhandengekommen, unvoreingenommen eine Ausnahme zu machen, weil ich ihre Folgen, allen voran den Kater, immer schon mitdachte. Es fiel mir leichter, auf das Trinken ganz zu verzichten. Hätte ich Lust auf einen Alkoholrausch, würde ich mich dem Gefühl nicht verwehren, aber dafür bräuchte ich weder einen Anlass, noch verspürte ich das Bedürfnis. Nach dem Ende meines Selbstexperiments saß ich manchmal auf einer Geburtstagsfeier oder beim Abendessen mit Freunden, und dann fiel mir ein, dass ich ja jetzt eigentlich wieder mit ihnen ein Glas Champagner oder einen Aperitif trinken, die Nächte mit meinem alten Freund Charlie Sheen verbringen könnte, ohne dass das in meinem Tagebuch dokumentiert würde, ich mir dafür den Bruch meiner Abstinenzregeln vorwerfen müsste. Ich war niemandem Rechenschaft schuldig, auch nicht mir selbst.

Aus dem Einjahresvertrag, den ich für mich abgeschlossen hatte, war im Laufe der Zeit ein lebensverändernder Prozess geworden, der, unabhängig davon, ob ich in Zukunft die ein oder andere Ausnahme machte, weitergehen würde. Dafür waren die Verbesserungen im Vergleich zu meinem alten, regelmäßig alkoholisierten Alltag einfach zu klar. Ich hatte mein enthaltsames Jahr überstanden, wollte ein weiteres promillefrei gestalten, aber unter Ausschluss von Zuschauern. Ich könnte das alkoholfreie Lammsbräu durch Augustiner Helles ersetzen, nach dem fettigen Gyros beim Griechen ein, zwei, drei Ouzo zur Verdauung kippen, auf meinen Dates mit Crémant anstoßen, mich bei meinem Fitness- und DJ-Freund Nail im Club mit Wodka Red Bull abschießen.

Aber warum sollte ich?

Im Gegensatz zu Leander Haußmann vermisste ich nichts. Nicht den Geschmack, nicht die Wirkung und schon gar nicht die Nachwehen des Alkohols.

»Ich bin ein großer Rotweinliebhaber, da würde mir schon etwas fehlen. Auch Edelbrände haben es mir angetan«, sagte Haußmann, »gerade gestern erst habe ich auf dem Land in Brandenburg von einem Bauern einen wunderbaren selbst gebrannten Kirschschnaps angeboten bekommen. In so einem Fall lehne ich natürlich nicht ab. Da geht es um mehr als Alkohol, da geht es um die Kultur des Produkts, um Lebensqualität. Mich interessiert, ob ein Wein zwanzig Jahre im Holzfass gereift ist, ein Aquavit zweimal den Äquator überquert hat, da hole ich mir mit jedem Schluck auch ein bisschen die Welt nach Hause.«

Die Droge Alkohol als Kulturgut. Wie oft hatte ich die Platte schon gehört. Wenn sich mein Vater mit seinen Freunden die ausgezeichneten Rieslinge vom Weingut Fritz Haag von der Mosel zu Gemüte geführt hatte, dann hatten sie sich eigentlich gar nicht betrunken, sondern eine Bildungsreise angetreten. Whiskey-Verkostungen in Schottland, Sherry-Touren durch Andalusien – immer unterwegs im Sinne von Genuss und Erweiterung des intellektuellen Horizonts, die Promille als unvermeidbarer Beifang. Schenkten die Brauereien in Bayern zur Fastenzeit Starkbier aus, ging es ihnen natürlich nicht um das Abfüllen der treuen Kundschaft mit höherprozentigem Bier oder gar so weltliche Anliegen wie der Steigerung ihrer Umsätze, sondern um das Fortführen einer jahrhundertealten Tradition, die die Mönche begründet hatten. Man besoff sich also guten Gewissens im Namen des Herrn, und da galt, sein Wille geschehe, wie im Himmel so auf Erden, unser täglich Bier gib uns heute. Der Rausch abgesegnet von ganz oben, daran konnte doch wirklich nichts falsch sein.

Vor unserem Treffen hatte ich gehofft, dass das Hinterfragen unseres Trinkverhaltens Leander Haußmann und mich zu Brüdern im Geiste gemacht hatte, dass auch auf seinen Wunsch nach Veränderung die Einsicht gefolgt war, es besser bleiben zu lassen mit dem Alkohol. Ich wollte ihn für meine Sache vereinnahmen, weil ich sonst niemanden hatte, mit dem ich meine Gedanken teilen konnte. Ich war alleine mit den Erfahrungen, die ich gemacht, und mit den Schlüssen, die ich daraus gezogen hatte. Ich warf das keinem meiner Freunde vor, aber sie konnten meine neuen Glücksmomente nicht verstehen und nachvollziehen. Wie auch? Für sie war der Rausch nach wie vor Begleiter ihres Alltags. Was sollte ich ihnen von meiner Euphorie an katerfreien Sonntagmorgen erzählen, wenn sie zur gleichen Zeit alkoholisiert nach Hause kamen, nicht weniger euphorisch?

Ich hatte in der Enthaltsamkeit meinen Zaubertrank der Gallier entdeckt, der mich stark und unbesiegbar machte, aber bizarrerweise nahm davon niemand Notiz. Ich strahlte, doch keiner sah mein Licht. Obelix durfte mit seinen Superkräften zur Freude der restlichen Welt die Römer verprügeln. Ich schaute morgens beim Zähneputzen in den Spiegel und gratulierte mir selbst. Wieder eine promillefreie Nacht im gesunden Tiefschlaf absolviert. Mega. Wie romantisch wäre es gewesen, ausgerechnet im berühmten Regisseur Leander Haußmann einen Gesinnungsgenossen zu finden, mit ihm in den Vorteilen unseres neuen Lebens zu schwelgen. Zwei Männer, zwei Trinkerkarrieren, eine neue Haltung. Gemeinsam bekehrt und nun zusammen erleuchtet. Erhaben über dieser kalten dunklen Berliner Welt hinter den Fenstern schwebend, mit ihren Spätis und Sauflöchern, mit ihren Alkis in den U-Bahnhöfen und Fischgrät-Parkett-Altbauwohnungen.

Aber da spielte Leander Haußmann nicht mit. Ich wünschte mir eine Koalition und geriet zunehmend in die Opposition. Wir waren uns noch einig, dass wir nüchtern besseren Sex hatten, doch damit endeten dann auch schon unsere übereinstimmenden Ansichten. Ich merkte, dass Haußmann meine konsequente Ganz-oder-gar-nicht-Haltung suspekt war, ich ungewollt den Dogmatismus repräsentierte, die Sober-Living-Attitüde, die er verachtete. Vielleicht sollte ich bei Abendessen nicht jedem gleich unter die Nase reiben, dass ich nichts mehr trinke, dann blieben mir auch die lästigen Diskussionen erspart, riet er mir und hatte damit einen Punkt. Ich wiederum nahm ihm seine Kontrolle nicht ab, dafür berichtete er mir zu beliebig von Anlässen und Ausnahmen, die er sich scheinbar willkürlich zusammenstellte. Gestern der Schnaps auf dem Land, bald die Premiere von einem Freund, Table Readings natürlich auch immer mit Stoff, und da die Einschläge näher kamen, musste auch auf Beerdigungen zu Ehren der Verstorbenen getrunken werden, das war alternativlos. Ich behielt meine Skepsis jedoch für mich, empfand es als unangemessen, Haußmann bei unserer ersten Begegnung zu kritisieren. Je länger unser Gespräch dauerte, umso klarer kristallisierte sich heraus, dass wir uns mit unserem alten Trinkverhalten unwohl gefühlt, aber unterschiedliche Herangehensweisen gewählt hatten, um dies zu ändern. Haußmann war mein Ansatz zu radikal, mir seiner zu inkonsequent.

»Ich möchte mich ein bisschen von meinem alten Leben erholen«, hatte er im Interview mit dem *ZEIT*-Magazin gesagt, und: »Außerdem beginne ich gerade ein größeres Projekt: Ich arbeite daran, mich zu ändern. Da gibt es nämlich eine Menge zu tun: freundlicher sein, respektvoller, positiver, zugewandter.« Wir hatten beide Fortschritte gemacht. Haußmann schien sich gut arrangiert zu haben mit seinem anlassbezogenen Trinken. Mir war es gelungen, die verhängnisvolle Dynamik von Abstürzen und Katern zu beenden und ohne Alkohol tatsächlich ein verlässlicherer, freundlicherer, respektvollerer und zugewandterer Mann und Vater geworden zu sein.

Ich bedankte mich bei Leander Haußmann und seiner Lebensgefährtin für ihre Gastfreundschaft. Auf der Rückfahrt beschlich mich dasselbe Gefühl wie nach meinem Besuch bei den Anonymen Alkoholikern. Ich wünschte mir Austausch mit Gleichgesinnten. Verständnis, Gesehenwerden, Anerkennung, Mutmachen, Unterstützung. Einen Masterplan, nach dem ich mich die nächsten Wochen und Monate richten konnte. Meine Sehnsucht nach Unterstützung und Orientierung war verständlich, aber nicht realistisch. Es gab keine Blaupause, keinen Masterplan für ein Leben ohne Alkohol, diesen Weg musste jeder und jede für sich finden und gestalten. Was nutzte die durchdachteste

Diät, die schon Millionen Menschen beim Abnehmen geholfen hat, wenn man sie selbst nicht durchhielt, weil sie nicht in den eigenen Lebensentwurf passte? Am Ende lag die Entscheidung, nicht zu trinken, bei mir. Ich würde sie immer wieder aufs Neue für mich treffen müssen. Es gab keine Anleitung von außen. Mir konnte keine Selbsthilfegruppe und kein Starregisseur helfen. Ich musste verzichten, um zu gewinnen, mich damit abfinden, dass ich meine Freude über die Freiheit, die mir ein Leben ohne Sucht bescherte, in die Welt hinausschreien wollte, aber nur wenige Lust auf diese Botschaft hatten. Jeder Tresenheld, der locker Tequila wegexte, würde auch in Zukunft mehr Schulterklopfer einheimsen als der brave Wasserschlucker Felix Hutt. Dem Alkohol zu entsagen, brächte mir weiter mehr Nachfragen und Kritik als Lob ein. Aber warum war das überhaupt noch wichtig? Warum reichte mir die tiefe Befriedigung, die Klarheit, die ich jeden Tag erfahren durfte, nicht aus? Nur weil viele Menschen den ungesunden Weg wählten, sollte ich mich nicht schlecht fühlen, den richtigen zu nehmen. Und mich schon gar nicht dafür erklären oder entschuldigen müssen.

Keinen Alkohol zu trinken, würde spätestens mit dem Abschluss dieses Buchs langweilig werden. Nicht erwähnenswerte Alltagsroutine, wie die vielen Hellen, die ich früher in mich reingeschüttet hatte, ohne darüber nachzudenken. Temporäre Ziele dienten ab jetzt als Wegweiser, mehr nicht. Entscheidend war nun meine Haltung. Gelang es mir, mein Leben ohne die Höhepunkte des Rausches zu ertragen, einen Zustand zu erhalten, der mir offensichtlich gut bekam, der aber konträr zu dem verlief, wie ich sozialisiert worden war und was ein Teil meines

Umfelds von mir erwartete? Widerstand ich dem Drang, den einfachen Weg zu nehmen, mich zu betäuben, wenn etwas schieflief? Wollte ich weiter auf Festen alkoholfreies Bier trinken? Mich den immer gleichen Fragen stellen? Tat ich das, was das Beste für mich war, mich kein Geld und keine Zeit kostete, nur immer wieder ein »Nein danke, heute nicht«?

***

Es ist Anfang Mai 2024, als ich dieses Buch beende. An den ersten warmen Tagen und lauen Abenden leuchten mir jetzt wieder die orangeroten Aperol Spritz von den Tischen der Schanigärten und Cafés entgegen. Im Biergarten auf dem Viktualienmarkt klirren schon vormittags die Krüge. Charles Schumann verwöhnt seine Gäste unter den Linden im Hofgarten. Ich setze mich dazu, trinke Espresso, stilles Wasser, Ingwerlimonade. Freue mich über meine Frühlingsgefühle. Den Duft der Frauen, die an mir vorbeigehen. Meine Ruhe, meine Freiheit, meinen Frieden, mein Glück.

Charlie Sheen vermisse ich nicht. Die einsamen Abende am Tresen auch nicht. Die Augustinerbrauerei hat im März ein alkoholfreies Helles auf den Markt gebracht, das sich bei vielen Münchnern, auch bei meinem Freund Buddy, großer Beliebtheit erfreut. Es scheint, als sei ich nicht der Einzige, der in Zukunft lieber promillefrei mitrauschen möchte.

Ich habe gerade ein Tennismatch gegen einen Spieler gewonnen, der mich letztes Jahr, in meinem alten Leben, geschlagen hatte.

Ich weiß nicht, wie der Sommer werden wird. Ich wünsche mir, weniger belastend als der letzte. Vielleicht werde ich mich verlieben. Hoffentlich liebe ich mich weiter selbst.

Immer wenn die Zweifel kommen, die Fragen, die mir keiner beantworten kann, schaue ich in meine linke Hand. Eine Geschwulst über meiner Lebenslinie erinnert mich daran, wie ich die Kontrolle verloren habe, damals, auf der Geburtstagsfeier meiner Tochter.

»Das ist dein Aua, wegen dem du keinen Alkohol mehr trinkst«, sagt sie manchmal und streichelt vorsichtig über die Haut, fragt dann:

»Tut's noch weh, Papa?«

Nein.

Aber die Narbe bleibt.

Dank

Ich danke meiner Lektorin Doreen Fröhlich, ohne die ich diese Geschichte nicht bewältigt hätte, es dieses Buch nicht geben würde.

Ich bedanke mich bei meiner Agentin Andrea Wildgruber und dem Team des Goldmann-Verlags, allen voran Stephanie Taverna, Gianna Slomka, Sarah Bergius und Claudia Hanssen.

Ein großer Dank gilt den Expertinnen und Experten, die mir für Gespräche zur Verfügung standen und die ich jederzeit um Rat fragen konnte, ganz besonders Stefanie Bötsch, Professor Dr. Helmut Seitz und Professor Dr. Falk Kiefer.

Ich danke Matthias »Matze« Ziegler für das Coverfoto und viele weitere Porträts, die mich gut aussehen lassen.

Vielen Dank Leander Haußmann für den offenen und unkomplizierten Austausch.

Merci an Charles Schumann und seine Equipe für Gastfreundschaft und einen Tisch zum Verweilen, unabhängig davon, was ich trinke oder wie es mir geht.

Für Anregungen, Anteilnahme und aufrichtiges Interesse an mir und meinem Selbstversuch danke ich Dr. Christine Tabbert-Haugg, Tobias Haberl, Daniel El-Ismail, Luisa und Marco Mader, Dominik Mader, Herut und Andreas Deubert, Isabelle Schütte, Moritz Naumann, Stefan Rumpfinger, Dominique Thomas, Gabriela Herpell, Ingolf Gillmann, Moritz Baumstieger, Maximilian Breböck, Theresa Germann, Cristian Mudure, Kostas Ignatiadis, Marc Nottebohm, Klemens Kaiba, Julieta und Luis Arispon, Volker Nagel.

Für ihre bedingungslose, unerschöpfliche Liebe, Geduld und Unterstützung danke ich von Herzen meiner Mutter Cilly und Régis Benabou.

Quellen

Alle Links zuletzt aufgerufen am 30.5.2024.

1 Simon Borowiak: *Alk: Fast ein medizinisches Sachbuch*. Penguin, 2019, S. 37.

2 Mimi Fiedler: *Trinkerbelle: Mein Leben im Rausch*. Knaur, 2023, S. 199.

3 Nathalie Stüben: *Ohne Alkohol: Die beste Entscheidung meines Lebens*. Kailash, 2021, S. 22.

4 Benjamin von Stuckrad-Barre: *Nüchtern*. *WELT am SONNTAG*, 28. Oktober 2012.

5 Daniel Schreiber: *Nüchtern: Über das Trinken und das Glück*. Suhrkamp, 2016, S. 50.

6 Nathalie Stüben: Ohne Alkohol mit Nathalie. Siehe: www.youtube.com/channel/UCH5IVF_bYB48HeaUKJ8JShw

7 *ZEIT*-Magazin: 26. Januar 2023, S. 14–20.

8 Donald W. Goodwin: *Alcohol and the Writer*. Andrews McMeel Publishing, 1988.

9 Zitat F. Scott Fitzgerald: *Kulturmagazin du*, Dezember 1994, S. 15.

10 Daniel Schreiber: *Nüchtern: Über das Trinken und das Glück*. Suhrkamp, 2016, S. 79.

11 Felix Hutt: *Lucky Loser: Wie ich einmal versuchte, in die Tennis-Weltrangliste zu kommen*. Ullstein, 2019.

12 Simon Borowiak: *Alk: Fast ein medizinisches Sachbuch*. Penguin, 2019, S. 169.

13 Andrea Wengel: »Rauschmittel Alkohol«. Siehe: www.planet-wissen.de/gesellschaft/rauschmittel/alkohol/index.html#:~:text=Alkohol%20ist%20ein%20Stoffwechselprodukt%20von,und%20Nahrungsmittel%20eine%20jahrtausendealte%20Tradition.

14 Whitney Jackson, University of Colorado School of Medicine: »Alkoholbedingte Lebererkrankung«. Siehe: www.msdmanuals.com/de-de/heim/leber-und-gallenst%C3%B6rungen/alkoholbedingte-lebererkrankung/alkoholbedingte-lebererkrankung

15 Siehe: https://alkoholleitlinie.de/diagnostik/icd-10-kriterien

16 Siehe: www.stern.de/gesellschaft/uebermaessiger-alkohol-konsum--wie-ungesund-das-trinken-wirklich-ist-33940662.html#:~:text=Wenn%20dieser%20Tag%20zu%20Ende,Erkrankung%20%E2%80%93%20Unf%C3%A4lle%20und%20Folgeeffekte%20ausgenommen.

17 Alkoholatlas 2022. Siehe: www.dkfz.de/de/tabakkontrolle/download/Publikationen/sonstVeroeffentlichungen/Alkoholatlas-Deutschland-2022_Auf-einen-Blick.pdf

18 Studie des Anton-Proksch-Instituts. Siehe: www.api.or.at/suchtabhaengigkeit/alkoholsucht/#:~:text=Der%20Alkoholismus%20in%20%C3%96sterreich%20ist,Alkohol%20in%20einem%20gesundheitsgef%C3%A4hrdenden%20Ausma%C3%9F.

19 Bundesamt für Gesundheit, Schweiz: Siehe: www.bag.admin.ch/bag/de/home/zahlen-und-statistiken/zahlen-fakten-zu-sucht/zahlen-fakten-zu-alkohol.html#:~:text=Gesch%C3%A4tzte%20250%20000%20bis%20300%20000%20Personen%20in%20der%20Schweiz%20sind%20alkoholabh%C3%A4ngig.&text=Ca.,mit%20Alkoholproblemen%20in%20ihrem%20Umfeld.&text=M%C3%A4nner%20trinken%20generell%20risikoreicher%20als,Frauen%20holen%20aber%20tendenziell%20auf.

20 Siehe: www.bild.de/ratgeber/gesundheit/alkoholmissbrauch/so-zerstoert-alkohol-den-koerper-40109122.bild.html#:~:text=Der%20K%C3%B6rper%20trocknet%20aus%20und,Abbauprodukte%20(z.B.%20Acetaldehyd)%20ausgel%C3%B6st.

21 Siehe: www.bild.de/ratgeber/wissenschaft/ratgeber/alkohol-gehirn-erholt-sich-nach-sieben-monaten-abstinenz-86039336.bild.html

22 Alkoholatlas 2022. Siehe: www.dkfz.de/de/tabakkontrolle/download/Publikationen/sonstVeroeffentlichungen/Alkoholatlas-Deutschland-2022_Auf-einen-Blick.pdf

23 Siehe: www.mywaybettyford.de/suchtkompendium/alkohol-und-dopamin/#:~:text=Dopamin%20ist%20ein%20wichtiger%20Bestandteil,und%20l%C3%B6st%20das%20Suchtverlangen%20aus.

24 Siehe: www.spiegel.de/wissenschaft/mensch/alkoholismus-zum-saeufer-geboren-a-91736.html

25 Siehe: https://nacoa.de/sites/default/files/images/stories/pdfs/tagungsbericht%20familiengeheimnisse.pdf

26 Siehe: www.aa-treffen.de/wp-content/uploads/2012/05/jellinek-fragebogen.pdf

27 Siehe: www.ncbi.nlm.nih.gov/pmc/articles/PMC8068578/

28 https://www.inanutshell.ch/rechner/cage-fragebogen-fuer-alkoholkonsum/

29 Siehe: https://nature-family-resort.feuerstein.info/de/familienurlaub?utm_source=additive-pm-google&utm_medium=cpc&utm_campaign=g_sales-dach-de&gad_source=1&gclid=EAIaIQobChMIy73z1bCShgMV1wqiAx3QJg0vEAAYAyAAEgLY6PD_BwE

30 Siehe: www.augsburger-allgemeine.de/bayern/Medizin-Immer-mehr-Frauen-trinken-Alkohol-id42645176.html

31 Eva Biringer: *Unabhängig: Vom Trinken und Loslassen*. HarperCollins, 2022, S. 17.

32 Erich Fried: *Es ist was es ist. Liebesgedichte. Angstgedichte. Zorngedichte. Wagenbach*, 1983, S. 43

33 Tobias Rüther: *Herrndorf: Eine Biographie*. Rowohlt, 2023.

34 Siehe: www.anonyme-alkoholiker.de/unsere-idee/zwoelf-schritte